Robin Haring

Die Männerlüge

Wie viel Testosteron braucht der Mann?

Robin Haring

DIE MÄNNER LÜGE

Wie viel Testosteron braucht der Mann?

braumüller

Dieses Buch entstand in Zusammenarbeit mit Klaas Jarchow Media, Hamburg

Die Wiedergabe von Gebrauchsnamen, Handelsnamen, Warenbezeichnungen
usw. in diesem Werk berechtigt auch ohne besondere Kennzeichnung
nicht zu der Annahme, dass solche Namen im Sinne der Warenzeichen-
und Markenschutzgesetzgebung als frei zu betrachten wären und daher
von jedermann benutzt werden dürften.

Bibliografische Information der Deutschen Nationalbibliothek
Die Deutsche Nationalbibliothek verzeichnet diese Publikation in der
Deutschen Nationalbibliografie; detaillierte bibliografische Daten
sind im Internet über http://dnb.d-nb.de abrufbar.

Printed in Austria

1. Auflage 2015
© 2015 by Braumüller GmbH
Servitengasse 5, A-1090 Wien

www.braumueller.at

Coverfoto: © Alistaircotton | dreamstime.com
Druck: Druckerei Theiss GmbH, A-9431 St. Stefan im Lavanttal
ISBN 978-3-99100-146-1

Inhalt

Der Mann –
ein testosterongesteuertes Mangelwesen?

Testosteron und Männergesundheit

Selbst ist der Mann

Testosteron und die Krise des neuen Mannes

Vorwort

Mehr Testosteron gab es noch nie! Ob Weltwirtschaftskrise, Olympische Spiele, Frauenquote oder EU-Rettungsschirm, Testosteron ist immer dabei, wenn es um die ganz großen Themen unserer Zeit geht. Der Vorwurf ist dabei so simpel wie allgegenwärtig: Testosteron befeuert die Gier der Investmentbanker. Testosteron verwehrt Frauen den Zugang zu den oberen Chefetagen. Testosteron zwingt ganze Volkswirtschaften in die Knie und stürzt die Welt in den Abgrund. Zwar gilt Testosteron als das wichtigste männliche Hormon, aber ist das nicht ein bisschen zu viel des Guten? Man könnte fast schwanger werden von all dem Testosteron, das in der Luft liegt.

Das öffentlich verkündete »Zeitalter des Testosterons« ist der Grund, weshalb Sie dieses Buch in den Händen halten. Als Demograf und Epidemiologe habe ich in den letzten Jahren die gesundheitlichen Auswirkungen niedriger Testosteronspiegel beim Mann wissenschaftlich erforscht. Erstaunlich genug, dass Männer mit niedrigen Testosteronspiegeln häufiger an Bluthochdruck, Fettstoffwechselstörungen oder Diabetes mellitus leiden. Aber dass Männer mit niedrigen Testosteronspiegeln auch früher sterben, verlangt nach einer Erklärung; wie so vieles zum Thema Testosteron und Männergesundheit. Warum sinkt der Testosteronspiegel ab dem 40. Lebensjahr? Enden sinkende Testosteronspiegel zwangsläufig in Krankheit und Tod oder steckt etwas anderes dahinter? Bedeutet mehr Testosteron auch mehr Mann? Die massiven

Schlagzeilen und Gerüchte rund um das nahende Ende des testosteronverseuchten Mangelwesens „Mann" brachten das Fass schließlich zum Überlaufen. Die Zeit war reif für dieses Buch.

Denn Testosteron geht uns alle an: Ob beim Essen, Trinken, Schlafen, Kinobesuch, Fußball, Musikhören, Windelnwechseln, Tangotanzen, Sport oder Sex, Testosteron ist stets mit von der Partie. Auch Schmerz, Kälte, optische Reize, Gerüche und Emotionen hinterlassen hormonelle Spuren, genauso wie das Einkommen, der soziale Status oder Familienstand. So steht Testosteron im Wechselspiel mit sämtlichen Facetten des männlichen Lebens und Erlebens.

Besonders aufmerksam sollten Sie dieses Buch aber lesen, falls Sie eine der folgenden Fragen mit „Nein" beantworten: Fühlen Sie sich mit zunehmendem Alter energievoller, aktiver und glücklicher? Haben Sie schon einmal von der Andropause oder den Wechseljahren des Mannes gehört? Ist Ihnen schon einmal ein „neuer Mann" über den Weg gelaufen? Der Eindruck täuscht nicht, rund um die Themen Männlichkeit, männlicher Lebensstil und Männergesundheit stehen zurzeit mehr Fragen als Antworten im Raum. Testosteron wird uns helfen, diese Fragen aufzuwerfen, zu umkreisen und einer möglichen Antwort zuzuführen.

Dazu besuchen wir zum Einstieg den Geburtsort des Testosterons und fragen nach seiner Herkunft, Aufgabe und Wirkung. Nachdem wir beleuchtet haben, welchen Einfluss Testosteron tatsächlich auf das Verhalten und die Gesundheit von Männern hat, möchte ich Sie jenseits von Geschlechterklischees und Testosterongerüchten zur männlichen Identitätssuche einladen, um die Frage zu klären: Wie viel Testosteron braucht der Mann? Auch wenn sich das Buch am besten von vorne nach hinten liest, ist es so aufgebaut, dass Sie grundsätzlich in jedes Kapitel einsteigen können, Abschnitte überspringen dürfen oder es einfach querlesen. Aber wie auch immer Sie dieses Buch genießen möchten, auf jeden Fall soll es Ihnen beim Lesen Spaß bereiten! Deshalb bleibt Ihnen die übliche wissenschaftliche Detailverliebtheit erspart. Wer tiefer eintauchen möchte, findet an vielen Satzenden kleine Zahlen als Referenz auf entsprechende wissenschaftliche Fachartikel im Anhang. Nun wünsche ich Ihnen aber erst einmal viel Vergnügen in der Welt des Testosterons.

Testosteron –
mehr Mann geht nicht

Testosteron ist für alle da

Testosteron wandelt auf dem schmalen Grad zwischen Life-style-Medikament, Anti-Aging-Medizin und Arzneimittel. Die Behandlung ist eher freiwillig als unverzichtbar. Umso erstaunter war ich bei der Recherche zu diesem Buch, wie viele prominente Musiker, Schauspieler und Celebreties sich öffentlich zur Einnahme von Testosteron bekennen. Sexsymbol Robbie Williams verkündete jüngst, er habe „den Testosteronspiegel eines 100-Jährigen", und lässt sich Testosteron spritzen. [1] Jane Fonda nutzte im Alter von 70 Jahren erstmals Testosteron, um ihr Liebesleben wieder etwas in Schwung zu bringen. Trotz der aufkeimenden Akne und des späteren Behandlungsabbruchs habe Testosteron einen „großen Unterschied" in ihrem Sexleben gemacht. Immerhin, denn auf die Frage nach dem Geheimnis ihrer Schönheit antwortete sie: „30 % machen die Gene aus, 30 % sind guter Sex, 30 % verdanke ich Sport und einem gesundem Lebenswandel, und für die restlichen 10 % muss ich meinem Schönheitschirurgen danken." [2] Und auch US-TV-Star Suzanne Somers und Actionheld Rambo (a.k.a. Sylvester Stallone) sind sich einig: Jeder über 40-Jährige sollte in Testosteron investieren, denn es steigert die Lebensqualität und kann Männern wie Frauen eigentlich nur helfen. Was für eine Testosteroneuphorie!

In Zeiten von 24-Stunden-Online-Handel und Versandapotheken scheint die problemlose Verfügbarkeit von Testosteronpräparaten das Versprechen ewiger Jugend in greifbare Nähe zu rücken. Sind besagte Promis also nur einmal mehr die Vorreiter späterer, gesamtgesellschaftlicher Trends? Nehmen wir zum Beispiel die plastische Chirurgie: Berichtete die einschlägige Boulevardpresse zunächst nur bei Prominenten von ästhetischen Eingriffen, ist dieser Trend nun massenwirksam geworden. Schätzungen zufolge legen sich jährlich über 500.000 Deutsche für ein besseres Aussehen unters Messer – Tendenz stark steigend.

Tatsächlich hat sich in den letzten Jahren einiges verändert. Unvorstellbar, dass ehemalige Fußballbundestrainer wie Berti Vogts oder Rudi Völler als Werbefigur für Männerkosmetik getaugt hätten. Ganz anders kommt da der moderne „Bundescremer" Joachim Löw rüber, der als Pflegecoach eine intensive Feuchtigkeitscreme für den Mann von heute bewirbt. Während der Umsatz von Damenkosmetik auf hohem Niveau stagniert, verdreifachen sich derzeit die Verkäufe von Beauty- und Pflegeartikeln für den Mann. So nutzt inzwischen jeder sechste Mann Anti-Aging-Produkte.[3] Laut Branchenmeinung ist das aber erst der Anfang.

Die gesellschaftlichen Veränderungen, die diesen Trends zugrunde liegen, sind vielschichtig. Zum einen beschränkt sich die Männerrolle nicht mehr ausschließlich auf die Versorgerfunktion (galt früher das Motto, „Egal, wie er aussieht, Hauptsache die Kreditkarte ist gedeckt", fordern Frauen heutzutage auch optisch mehr vom anderen Geschlecht), zum anderen ist der Körper zum Rohstoff, nicht nur für die eigene Identität, sondern auch für den beruflichen Erfolg geworden. War der Schönheitsbonus früher im Karrierekarussell von Schauspielern oder Models von entscheidender Bedeutung, ist die Erwartung jugendlich-dynamischer Vitalität inzwischen weit in die normale Arbeitswelt vorgedrungen.

So bietet auch der euphorische Testosteroneinsatz unter Prominenten mehr als nur einen Vorgeschmack auf Kommendes. Im vergangenen Jahrzehnt stiegen die weltweiten

Verkaufszahlen von Testosteronpräparaten um das 12-Fache.[4] Der Testosteron-Tsunami hat die Küste schon längst erreicht. In Großbritannien[5] und Australien[6] verdoppelten sich die Testosteronverschreibungen während der letzten 10 bzw. 20 Jahre. Mit der Einführung eines neuen Testosterongels stiegen die Absätze in Großbritannien sogar um das Fünffache. Die Ursache ist aber kein nationaler Testosteronverlust der Briten. Im Gegenteil, zwischen den Jahren 2000 und 2010 blieb die Rate an Männern mit einem diagnostizierten Testosteronmangel mit 5,2 % bzw. 6,3 % nahezu konstant. Medizinisch ähnlich fragwürdig ist der dramatische Anstieg der Testosteronverschreibungen in den USA, dem mit zwei Milliarden US-Dollar Umsatz (2012) weltweit größten Testosteronmarkt.[7] Eine umfassende Anwendungsstudie unter fast 11 Millionen US-Krankenversicherten deckte auf, dass bei einem Viertel der testosterontherapierten Männer vorab überhaupt kein Testosteronspiegel gemessen wurde und dass selbst die Diagnose „Hypogonadismus", die als Voraussetzung zur Testosterontherapie gilt, nur auf die Hälfte der Männer zutraf.[8] Ein Großteil der Männer betreibt ihre Testosterontherapie offenbar völlig unabhängig vom eigenen Testosteronspiegel. Weil die explodierenden Testosteronverkäufe damit aber jeglicher medizinisch-diagnostischer Grundlage entbehren, stehen die gezielten Marketingkampagnen rund um die Reizthemen Andropause, Aging-Male-Syndrom und sexuelle Unlust im Alter unter Verdacht.[9, 10] Oder haben Sie zuletzt eine Abnahme Ihrer sportlichen Fähigkeiten bemerkt? Hat sich Ihre sexuelle Lust in letzter Zeit vermindert? Spüren Sie einen Verlust körperlicher und mentaler Vitalität? Die sogenannte „direct-to-consumer"-Werbung greift solch verbreitete und durchaus herkömmliche Altersbeschwerden auf und medikalisiert diese.[11] Aber auch wenn diese Art der Krankheitserfindung ein bekannter Trick zur Absatzsteigerung pharmazeutischer Produkte ist[12], geht es bei Testosteron um mehr. Es geht um Gesundheit, Vitalität und Schaffenskraft in einer alternden Gesellschaft. Und das interessiert alle, nicht nur Schauspieler und Models.

Ein Steckbrief

Name:	Testosteron
Familie:	Sexualhormone
Eltern:	Cholesterin
Große Schwester:	Östrogen
Großer Bruder:	Dihydrotestosteron
Herkunft:	Hoden (95 %)
Geboren:	1935
Entdecker:	Adolf F. J. Butenandt und Leopold
Ružička	
Bildung:	6–7 mg pro Tag
Hobbys:	Leichtathletik, Radsport, Politik und Investmentbanking
Auszeichnungen:	Nobelpreis 1939
Körperbau:	19 ringförmig angeordnete Kohlenstoffatome umgeben von Wasserstoff und Sauerstoff
Beste Freunde:	Endokrinologen, Andrologen, Profisportler (und solche, die es werden wollen)

Der Geburtsort des Testosterons liegt inmitten Zürichs, im historischen Chemiegebäude der altehrwürdigen Eidgenössischen Technischen Hochschule. Das chemische Institut lockte Ende des 19. Jahrhunderts zahlreiche Wissenschaftler mit ausgezeichneten Arbeitsbedingungen und modernen Laboratorien. Darunter waren auch die zwei Chemiker Adolf F. J.

Butenandt und Leopold Ružička, denen hier 1935 zum ersten Mal die künstliche Herstellung des männlichen Geschlechtshormons Testosteron aus Cholesterin gelang.[13] Für die Aufklärung der Struktur des Testosterons erhielten die beiden Chemiker im Jahr 1939 schließlich die höchste Auszeichnung der Wissenschaft: den Nobelpreis. Als Namensgeber gilt jedoch der deutsche Pharmakologe Ernst Laqueur, der das Hormon ebenfalls 1935 aus Stierhoden isolierte und ihm abgeleitet von „testis" (Hoden) und „Steroid" (Sexualhormon) den Kunstnamen „Testosteron" verlieh.

Keine zwei Jahre nach der Vergabe des Nobelpreises wurde künstlich hergestelltes Testosteron erstmals zur medizinischen Behandlung sexueller Unterentwicklung eingesetzt.[14] Als sich bereits ein Jahr nach der Testosteronbehandlung eine tiefere Stimmlage, vermehrter Haarwuchs und häufigere Erektionen einstellten, schien das fast 100-jährige Rätsel um die Manneskraft gelöst.[15]

Schon 1849 vermutete Arnold Berthold die Existenz von Hormonen. Bei seinen Experimenten an kastrierten Hähnen beobachtete der Arzt, dass die Kastration männlicher Küken die weitere Entwicklung zu Hähnen unterbindet, und auch, dass sich ein kastrierter Hahn durch die Transplantation von Hoden wieder zum Hahn verwandelt. Ihm fehlte lediglich eine schlüssige Erklärung für die beobachteten Phänomene. Da es egal war, an welcher Körperstelle Berthold die Hoden einpflanzte, schlussfolgerte er, dass die Wirkung nicht über die Nerven, sondern über das Blut erzielt wird. Damals eine geradezu revolutionäre Ansicht, die, wie so oft bei revolutionären Ansichten, von seinen Kollegen zunächst nicht akzeptiert wurde. Erst mehr als 80 Jahre später gab die Entdeckung des Hormons Testosteron dem „Vater der Endokrinologie", wie Berthold heute ehrenhaft genannt wird, schließlich recht.

In der Zwischenzeit sind die abenteuerlichsten Behandlungs-methoden zur Verjüngung des starken Geschlechts verbrieft. Beispielsweise trat am 1. Juni 1889 Charles-Édouard Brown-Séquard in Paris vor die französische Biologische Gesell-schaft und verkündete nicht weniger als die Entdeckung des Jungbrunnens. Der 72-jährige, altersschwache Neurologe und Physiologe hatte sich in einem legendären Selbstversuch wiederholt ein flüssiges Extrakt aus Tierhoden von Hunden und Meerschweinchen gespritzt. Von den Wirkungen war er mehr als begeistert. Er fühlte sich körperlich kräftiger und geistig frischer. Ungefragt teilte er dem Auditorium auch mit, dass seine Verstopfungen behoben seien und er wieder im hohen Bogen pinkeln könne. Trotz der Skepsis seiner Kolle-gen beharrte er auf einem direkten Zusammenhang zwischen der Injektion und den segensreichen Wirkungen. Heute wis-sen wir, dass die Medikation wesentlich höher hätte dosiert sein müssen, um tatsächlich die geschilderten Wirkungen zu erzielen. Auch weil das Experiment nie über den Selbstver-such hinausging, gelten die behaupteten Effekte als histori-sches Beispiel des berühmten Placeboeffekts. Die hoffnungs-volle Erwartung an die Heilswirkung ist damit aus heuti-ger Sicht die wahrscheinlichste Ursache des beschriebenen „Jungbrunnens".

Dennoch wurden geschäfstüchtige Nachahmer, wie der berühmte französische Chirurg Serge Voronoff, durch die Transplantation von Schimpansenhoden bei einer älteren, wohlhabenden, männlichen Kundschaft steinreich. Die 100.000 Goldfranken, die Voronoff pro Eingriff verlangte, entsprächen heute der unglaublichen Summe von 250.000 €. Trotzdem ging die weltweite Zahl der Transplantationen in den 1930er-Jahren in die Tausende, weshalb der Bedarf an Schimpansen- und Pavianhoden zeitweise kaum zu befriedigen war. Das Geschäft lief jedenfalls prächtig, auch ohne den eigentlichen Stoff der Manneskraft zu kennen: Testosteron.

Dazu brauchte es erst den mutigen Einsatz des Biochemikers Adolf Butenandt, um in den Kasernen der Berliner Schutzpolizei 15.000 Liter Urin zu sammeln, daraus 15 Milligramm männlichen Geschlechtshormons zu destillieren und somit dessen Struktur aufzuklären. Der Rest ist Geschichte. Brown-Séquard zählt dennoch zu den Begründern der Endokrinologie: der Lehre von der Bildung und Wirkung von Hormonen – auch wenn der Begriff „Hormon" (altgriechisch *hormān*: antreiben, anregen, in Bewegung setzen) erst 1905 geprägt wurde. Denn seine Vermutung, dass einem Mangel an bestimmten Substanzen mit Extrakten tierischer Organe entgegengewirkt werden kann, erwies sich später als durchaus zutreffend.

Testosteron ist aber nicht das einzige Hormon in unseren Blutbahnen. Hormone werden von körpereigenen Drüsen wie der Schilddrüse oder der Hirnanhangsdrüse, aber auch von bestimmten Zellen in Hoden oder Eierstöcken „endokrin" ausgeschüttet, das heißt nach „innen" in das Blut abgegeben. Im Unterschied dazu geben „exokrine" Drüsen wie Speichel- oder Schweißdrüsen ihre Sekrete nach „außen" ab. Das Fachgebiet der Endokrinologie beschäftigt sich also mit dem Aufbau und der Funktion dieser endokrinen Drüsen, deren Stoffwechsel und möglichen Erkrankungen.

Wissenschaftler schätzen, dass mehr als 1000 Hormone die biologischen Abläufe unseres Körpers entscheidend beeinflussen. Ob Wachstum, Durst, Hunger, Schlaf, Pubertät, Sexualität, Psyche, Energiehaushalt, Stoffwechsel, Krankheiten und deren Verläufe, Hormone kann man sich dabei wie eine Art Informationsträger vorstellen. Von speziellen körpereigenen Drüsen gebildet, werden die Hormone ins Blut abgegeben, um sie möglichst schnell im gesamten Körper zu verteilen. Von den heute über 250 bekannten Hormonen (und es werden immer noch neue entdeckt) hat jedes seine eigene „Botschaft" zu überbringen. Diese wirken jedoch nur auf solche Zellen, die sogenannte Rezeptoren für sie aufweisen, um die Botschaft des Hormons empfangen zu können.

Wie Schlüssel und Schloss findet jedes Hormon seinen passenden Rezeptor, um so die gewünschten körperlichen Vorgänge auszulösen. Weil aber Zellen unterschiedlicher Gewebe (Niere, Herz, Darm, Gehirn etc.) auch unterschiedliche Rezeptoren besitzen bzw. dasselbe Hormon abhängig vom Zelltyp des Zielorgans unterschiedliche Wirkungen entfalten kann, ist dieser Prozess enorm komplex. Darüber hinaus besitzt jede Zelle viele verschiedene Rezeptoren und ist damit Landeplatz für vielerlei Hormone und deren Wirkungen.

Um den Überblick zu behalten, werden Hormone, die ähnliche Aufgaben erfüllen oder ähnliche Herkunftsorte haben, in bestimmten Gruppen zusammengefasst. So ist auch Testosteron kein Einzelkämpfer, sondern das wichtigste Mitglied einer ganzen Gruppe von Hormonen, den Sexualhormonen, auch Androgene oder Steroide, genannt. Testosteron wird zu 95 % in den Leydig-Zellen des Hodens produziert, wobei kleinere Mengen auch in der Nebennierenrinde gebildet werden. Auch wenn die Tagesproduktion von 6–7 mg Testosteron sehr gering erscheint, sind Hormone bereits in kleinsten Mengen hochwirksam.

Gesteuert wird die Testosteronproduktion über einen komplexen Regelkreis: Im Zwischenhirn sitzt die Chef-Hormondrüse namens Hypothalamus. Diese schüttet das Steuerungshormon GnRH (Gonadotropin-Releasing-Hormon) aus, wodurch die Hirnanhangsdrüse (Hypophyse) zur Freisetzung der Substanzen LH (luteinisierendes Hormon) und FSH (follikelstimulierendes Hormon) angeregt wird. Am Ende dieser Kette bewirkt LH mit einer gewissen zeitlichen Verzögerung die Testosteronproduktion im Hoden. Um die Hormonbildung bei Bedarf auch wieder drosseln zu können, ist in allen Regelkreisen ein sogenannter Feedback-Mechanismus eingebaut. Bei der Testosteronproduktion führt der Pegelanstieg zu einer nachlassenden LH-Ausschüttung, wodurch der Produktionsauftrag an die Leydig-Zellen ausbleibt.[16] Wie stark das freigesetzte Testosteron dann aber tatsächlich in den Stoffwechsel eingreift, steht wiederum auf einem ganz anderen Blatt und ist abhängig von der Wechselwirkung mit dem Testosteronrezeptor, der Anzahl der Moleküle, die in die Zelle gelangen und vom Grad der Umwandlung in weitere Hormone innerhalb der Zelle. Bevor Sie das Buch jetzt aber aus der Hand legen, verlassen wir schleunigst die Untiefen der Testosteronbiosynthese und wenden uns lieber den wirklich wichtigen Unterschieden im Leben zu.

Testosteron und Mann – von Beginn an vereint

Der Unterschied zwischen Männern und Frauen ist gerade einmal 27 Zentimeter lang. Damit ist aber nicht die Länge des männlichen Fortpflanzungsorgans gemeint, sondern das 1991 entdeckte „Männer-Gen".[17] Mit der Entdeckung von *SRY* (Sex determining region of Y-Gen) wurde jenes Zusammenspiel von Genen und Hormonen aufgeklärt, das aus Trägern des Y-Chromosoms richtige Männer macht. Denn von Natur aus sind zunächst alle Menschen weiblich. Damit aus dem weiblich ausgerichteten Urprogramm ein Mann entsteht, muss erst ein hormoneller Schalter umgelegt werden. Dazu entfaltet das männliche Y-Chromosom ab der 6. Schwangerschaftswoche erstmals seine Wirkung und initiiert die Entwicklung embryonaler Hoden. Parallel dazu läuft ab der 8. Schwangerschaftswoche die Testosteronfabrik an. Mit dem Höhepunkt der Testosteronproduktion in der 16. Schwangerschaftswoche ist die getrennte Geschlechtsentwicklung vollbracht. Die Mission ist erfüllt und nun sinkt der Testosteronspiegel, bis Jungen und Mädchen etwa in der 26. Schwangerschaftswoche wieder ähnliche Werte zeigen. Erst nach der Geburt erleben neugeborene Jungen einen erneuten Testosteronanstieg, der aber wiederum nach ungefähr drei Monaten abfällt. Während der erste Testosteronschub im Mutterleib maßgeblich für die Entstehung der männlichen Geschlechtsorgane verantwortlich ist (und aus Mädchen Jungs macht), sind die Gründe des nachgeburtlichen Testosteronanstiegs noch ungeklärt. Genauso wie die Frage, warum Frühstarter (Geburt nach 32 Schwangerschaftswochen) höhere Testosteronspiegel haben als Langstreckenläufer (Geburt nach 40 Schwangerschaftswochen).[18] Jedenfalls tragen Männer als Erinnerung daran, dass auch sie ihr Leben einmal als Frau begonnen haben, einige überflüssige Körpermerkmale, wie zum Beispiel Brustwarzen.

Die Weichenstellung auf dem Weg vom weiblichen Urgeschlecht zum Mann ist jedoch äußerst störanfällig. Durch eine Vielzahl möglicher Einflussfaktoren ergeben sich fließende Übergänge zwischen den Geschlechtern, die eine eindeutige Zuordnung von Männchen und Weibchen unerwartet schwer machen. Wie schwer, das zeigt der Fall der Weltmeisterin im 800-Meter-Lauf Caster Semenya. Nachdem die junge Südafrikanerin bei der Leichtathletik-Weltmeisterschaft 2009 in Berlin überraschend die Goldmedaille gewann, wurden misstrauische Stimmen laut: Maskuline Gesichtszüge, eine tiefe Stimme, muskulöser Körperbau und ein definiertes Sixpack nährten die Skepsis an Semenyas Weiblichkeit. Weil aber sämtliche Dopingtests negativ ausfielen, ist ihr Erfolg, genauso wenig wie ihr Erscheinungsbild, einer Überdosis Testosteron zuzuschreiben. Könnte Semenya also eine XY-Frau sein?

Diese sehen zwar wie normale Frauen aus, entsprechen in ihrer genetischen Ausstattung aber einem Mann. Wir konnten bereits bestaunen, welch bleibende Wirkungen Testosteron während sehr sensibler Zeitfenster auf die Geschlechts- und Körperentwicklung ausübt. Bleibt dieser Testosteroneinfluss aus, gerät die geschlechtsspezifische Entwicklung ins Stocken und die Weichenstellung hakt. Denn zur vollen Entfaltung seiner Wirkung muss Testosteron aus dem Blut über sogenannte Androgenrezeptoren in die Zelle aufgenommen werden. XY-Frauen tragen aber eine genetische Mutation, die den Androgenrezeptor blockiert, wodurch das Testosteron wirkungslos bleibt. Deshalb fehlen auch die typisch männlichen Geschlechtsmerkmale wie Körperbehaarung, Penis und Hoden. Trotz unterschiedlicher Grade in der Unempfindlichkeit gegenüber Testosteron verpufft die Wirkung des Hormons in der Maximalausprägung dieser Erkrankung, der kompletten Androgenresistenz, vollständig und die genetischen Jungen wachsen ungestört vom Testosteronsturm, dem weiblichen Basisprogramm entsprechend, als Mädchen auf. Häufig werden XY-Frauen erst durch das Ausbleiben der Regelblutung in der Pubertät enttarnt. Die darauffolgende, schwere Identitätskrise („Bin ich ein Mann, eine Frau oder beides?") wird durch die Unfähigkeit zur Schwangerschaft (es fehlen ja Gebärmutter und Eierstöcke) weiter verstärkt.

Das Internationale Olympische Komitee (IOC) und der Leichtathletik-Weltverband (IAAF) brauchten jedenfalls zwei Jahre, um auf den Fall Semenya mit neuen Wettkampfregeln zu reagieren. Und das, obwohl schon bei den Olympischen Spielen 1996 in Atlanta insgesamt acht genetische Männer unter den Athletinnen entdeckt wurden. Daher gilt nun seit den Olympischen Spielen 2012 in London, dass XY-Frauen mit Testosteronspiegeln im männlichen Bereich nur dann als Frauen antreten dürfen, wenn ihr Testosteronrezeptor nachweislich verändert ist und sie somit sportlich nicht von den höheren Testosteronspiegeln profitieren.

Die Vorstellung von zwei klar getrennten Geschlechtern scheint jedenfalls überholt. Noch vor 30 Jahren wäre ein Y im Chromosomenpaar ein klarer Fall gewesen: „Das ist ein Mann." Mittlerweile werden die Übergänge zwischen den Geschlechtern aber als eher fließend verstanden. Denn weder die Chromosomen noch der Hormonspiegel, noch die inneren und äußeren Geschlechtsorgane erlauben eine eindeutige Zuordnung. Wenn die Biologie aber so wenig Orientierung bietet, ist das Geschlecht dann vielmehr eine kulturelle Kategorie? Oder werden Männer, in Anlehnung an den berühmten Ausspruch von Simone de Beauvoir, gar nicht als Männer geboren, sondern zu Männern gemacht?

Die Erkenntnis jedenfalls, dass Testosteron die Geschlechtsentwicklung entscheidend beeinflusst, macht man sich heute vielerorts zunutze. Beispielsweise in der Fischzucht: Weil das Tilapia-Weibchen, ein Warmwasserfisch in Afrika und Vorderasien, ganzjährig brütet und sich entsprechend stark vermehrt, bleiben die Fische aufgrund der großen Konkurrenz im Teich sehr klein und lassen sich nur schlecht verkaufen. Füttert man aber schon im ersten Monat künstliches Testosteron zu, entwickeln sich alle Fische zu funktionalen Männchen, die Fortpflanzung wird eingestellt und die

Fische können von Platzangst befreit zu ausreichender Größe heranwachsen. Aufgrund der befürchteten Krebsrisiken durch Hormonrückstände ist diese Hormonkeule innerhalb der Europäischen Union aber inzwischen längst verboten. Der ungebremsten Vermehrung der Fischbestände versucht man nun mittels natürlicher Substanzen beizukommen.

Augen zu und durch – der Testosteron-Sturm in der Pubertät

Nachdem der erste Testosteroneinschuss im Mutterleib die Weichenstellung in Richtung Mann bewerkstelligt hat, braucht es zur Ausbildung der endgültigen Geschlechtsreife aber noch einen weiteren Testosteronschub. Während der Pubertät (von lat. *pubertas* „Geschlechtsreife") sorgen deutlich erhöhte Testosteronspiegel für die Ausprägung der sekundären Geschlechtsmerkmale (Körperbehaarung), der Fortpflanzungsfähigkeit (Spermienproduktion) und für ein ausgeprägtes Längenwachstum. Weil Beginn und Abschluss der Pubertät individuell aber extrem unterschiedlich sind, wird über die genaue Bestimmung von Zeitpunkt und Verlauf wissenschaftlich intensiv diskutiert. Unumstritten ist im Moment nur, dass Pubertät und Geschlechtsreife immer früher einsetzen. So wurden Mädchen und Jungen im Verlauf der letzten Jahrhunderte aufgrund stetig verbesserter Ernährungs- und Gesundheitsbedingungen durchweg früher geschlechtsreif. Ein heute 18-Jähriger ist körperlich so weit entwickelt wie ein 22-Jähriger um das Jahr 1800. Diese Erkenntnisse stützen sich auf äußerst aufschlussreiche Beobachtungen des Thomanerchors Leipzig, weil der Stimmbruch als unüberhörbares Anzeichen der einsetzenden Pubertät gilt. Die Stimmlippen werden dicker und länger, der Kehlkopfumfang wächst um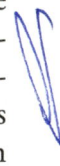

etwa 40 % und die Tonlage sinkt um eine komplette Oktave. So verwandeln sich zarte Kinderstimmen in männliche Bässe. Dass der Stimmbruch und damit der pubertäre Testosteroneinschuss zeitlich immer früher einsetzen, wurde in einer Langzeitstudie des weltweit bekannten Knabenchors eindeutig belegt. Während der Stimmbruch zu Zeiten von Johann Sebastian Bach (Thomaskantor von 1723 bis 1750) erst mit 17 oder 18 Jahren stattfand, sind die Jungen heute meist 15 Jahre, manchmal sogar erst 11 oder 12 Jahre alt.[19] Zur Erleichterung der Personalplanung des Chors und der Stimmpflege der Sängerknaben wäre es also durchaus vorteilhaft den nahenden Tonlagenwechsel exakt vorhersagen zu können. Zu diesem Zweck wurden 36 Knaben des Leipziger Thomanerchors über dreieinhalb Jahre hinweg im Abstand von drei Monaten auf jeweils zehn stimmliche und acht stimmunabhängige Parameter getestet.[19] Am Ende erlaubte aber nur ein Parameter die wirklich sichere Prognose des nahenden Stimmbruchs. Richtig, der Testosteronspiegel. Vom ersten Testosteroneinschuss bis zum Stimmwechsel dauerte es im Durchschnitt etwa 16 Monate. Kein anderer der erhobenen Parameter ermöglichte eine derart präzise Vorhersage. Seitdem hat sich die Verlaufsmessung jugendlicher Testosteronspiegel auch in anderen Studien als nützlicher Prädiktor einst undurchschaubarer Pubertätsdynamiken bewährt.[20]

Die Frage aber, wofür der Stimmbruch überhaupt gut ist, lässt sich evolutionsbiologisch beantworten: Je tiefer die Stimmlage, desto höher sind die Chancen auf dem Partnermarkt. Denn dort gilt eine tiefe Männerstimme als Hinweis auf hohe Testosteronspiegel und signalisiert somit Potenz, Zielstrebigkeit und Aggressivität. Zudem hinterlässt eine tiefe Männerstimme weitaus mehr Spuren im weiblichen Gedächtnis. Forscher von der Universität Aberdeen zeigten 912 Frauen das

Bild eines einzelnen Gegenstands und spielten ihnen gleichzeitig unterschiedliche Stimmen vor, die den Namen des Objekts aussprachen. Danach präsentierten die Forscher zwei ähnliche, aber nicht identische Versionen des zuvor gezeigten Gegenstands und baten die Frauen, denjenigen zu benennen, den sie zuvor gesehen hatten. Erstaunlicherweise erinnerten sich die Frauen an diejenigen Gegenstände, die von einer tiefen Männerstimme begleitet wurden, wesentlich besser. Außerdem empfanden die Frauen eine stärkere Sympathie für Bässe als für helle Stimmen.[21] So empfiehlt sich der sonore Bass nicht nur als leistungsstarker und durchsetzungsfähiger Familienernährer, sondern gräbt sich auch tief ins weibliche Gedächtnis ein.

Dabei ist der Stimmbruch noch eine vergleichsweise harmlose Begleiterscheinung der Pubertät. Ein sprunghafter Anstieg tödlicher Unfälle, gefährliches Imponiergehabe und exzessive Risikofreude werden ebenfalls vom pubertären Testosteronsturm begleitet. Tödliche Unfälle sind insgesamt zwar selten, dennoch steigt ihre Rate von 1:10.000 im Alter von 13 Jahren auf 5:10.000 im Alter von 18 Jahren an. Über diesen Unfallanstieg („Accident Hump"), den es übrigens auch bei männlichen Affen gibt, gelang es dem Demografen Joshua Goldstein ebenfalls, eine zeitliche Vorverlegung der Geschlechtsreife nachzuweisen. Goldstein fand heraus, dass sich der Accident Hump seit dem Jahr 1750 um etwa 2,5 Monate pro Jahrzehnt ins jüngere Alter verschoben hat.[22] Aber obwohl Jugendliche immer früher biologisch erwachsen werden, wird der soziale Status des Erwachsenseins immer später erreicht. Seit gut einem halben Jahrhundert steigt das Alter, in dem junge Menschen heiraten, Kinder kriegen, ins Berufsleben einsteigen und finanziell unabhängig von den Eltern werden. In dieselbe Richtung deuten Untersuchungen der

Gehirnentwicklung von Jugendlichen, die vermuten lassen, dass die Pubertät mindestens bis zum 24. Lebensjahr anhält.[23] Unabhängig vom genauen Anfang oder Ende der Pubertät scheint sich die Natur aber auf den Accident Hump eingestellt zu haben und sorgt schon bei der Geburt für ein Geschlechtsverhältnis von 105 männlichen zu 100 weiblichen Neugeborenen. Dieses Verhältnis unterliegt zwar leichten Schwankungen, diese haben aber nichts mit dem Testosteronspiegel zu tun. So überraschend es klingen mag, tatsächlich bewirken Temperaturschwankungen, dass in warmen Jahren mehr Jungen geboren werden.[24] Auswertungen skandinavischer Kirchenregistereinträge der letzten 150 Jahre belegen, dass mit jedem Grad Temperaturanstieg etwa ein Prozent mehr Jungen zur Welt kommen.[24] Der Testosteronspiegel hingegen reagiert auf Tagesschwankungen weitaus stärker als auf saisonale Einflüsse.[25, 26] Am Ende werfen die temperaturbedingten Geburtsunterschiede somit ein völlig neues Licht auf die drohenden Konsequenzen des Klimawandels. Ich sehe die Schlagzeile in den Boulevardzeitungen schon deutlich vor mir: „Jetzt auch das noch: Erderwärmung führt zum Männerüberschuss!"

Die Natur ist ungerecht

Mit dem berühmten Ausspruch „Gott würfelt nicht" wollte Albert Einstein eigentlich den Zufall aus der Physik ausschließen. Die Beobachtung, dass Männer gleichen Alters mitunter erhebliche Unterschiede im Testosteronspiegel zeigen, legt die Vermutung nahe, dass Meister Zufall auch in der Biologie würfelt. Eine schlüssige Erklärung für die beobachteten Unterschiede fehlt jedenfalls bislang. Schätzungen zufolge beträgt der Anteil genetischer Faktoren am tatsächlichen Testosteronspiegel etwa 50 %.[27-30] Fifty-fifty also: 50 % Anlage und

50 % Umwelt. Aber welche genetischen Faktoren genau bei der Regulation des Testosteronspiegels eine Rolle spielen, war bis vor Kurzem noch völlig unklar. Erst die Auswertung der gesammelten Daten von über 14.000 Männern erlaubte die Identifizierung genetischer Einflussfaktoren des männlichen Testosteronspiegels.[31] Somit bieten die entdeckten Genvarianten aber nicht nur eine Erklärungsmöglichkeit für lebenslang niedrige Testosteronspiegel, sondern auch eine wissenschaftliche Grundlage für den, mit 40–60 % recht starken, genetischen Einfluss auf individuelle Testosteronspiegel.[32]

Lässt sich dann aber die Frage nach einem „normalen" Testosteronspiegel überhaupt beantworten? Ja, und zwar mithilfe der Berechnung sogenannter Referenzwerte. Diese verraten, dass männliche Testosteronspiegel ihren durchschnittlichen Höhepunkt bereits im Alter von 19 Jahren erreichen und etwa ab dem 40. Lebensjahr um jährlich rund 2 % sinken.[33] Zusätzlich verstärken sich mit steigendem Alter die individuellen Unterschiede im Testosteronspiegel gleichaltriger Männer.[34] Aufgrund dieser zunehmenden Variabilität ist der Testosteronspiegel in jedem Lebensabschnitt anders normal. Dementsprechend zeigen besagte Referenzwerte, dass ein normaler Testosteronspiegel für einen 20- bis 29-jährigen Mann zwischen 9,9–32,1 nmol/L und für einen 70- bis 79-jährigen Mann zwischen 6,2–27,8 nmol/L liegt.[35] Interessant ist vor diesem Hintergrund auch, dass der Testosteronspiegel tagsüber nicht stabil ist, sondern im Tagesverlauf schwankt. Nach dem morgendlichen Tageshöhepunkt sinkt der Testosteronspiegel zum Abend hin stetig ab.[36] Morgenstund' hat also tatsächlich Gold im Mund. Im Zusammenspiel mit weiteren Einflussfaktoren[37], wie dem allgemeinen Gesundheitszustand, der Art der Nahrungsaufnahme vor der Blutabnahme, der Einnahme von Medikamenten oder den verwendeten Analysemethoden, können sich vor allem im unteren Messbereich erhebliche

Unterschiede ergeben. Weil aber gerade der untere Messbereich für die Diagnose eines Hormonmangels entscheidend ist, sollte bei der Messung und Interpretation des Testosteronspiegels oberste Sorgfalt gelten.

Trotzdem ist die absolute Höhe des Testosteronspiegels nur die halbe Wahrheit. Denn diese verrät noch nichts über die tatsächliche biologische Wirkung. Erst wenn der entsprechende Rezeptor (Androgenrezeptor, AR) das im Blut herumschwirrende Testosteron auch bindet, entfaltet es in der Zelle seine Wirkung. Um dem potenziellen Einfluss des Androgenrezeptors auf die Spur zu kommen, spielt einmal mehr die Genetik eine entscheidende Rolle. So befindet sich auf dem kurzen Arm des X-Chromosoms das AR-Gen, auf dem die Basenfolge „CAG" in wiederholter Reihenfolge kodiert ist – man spricht daher von CAG-Triplets. Die Länge dieses CAG-Triplets ist variabel und kann zwischen 9 und 37 Wiederholungen aufweisen.[38] Im Durchschnitt wiederholt sich das CAG-Triplet insgesamt 12-mal. Auf Ihrem X-Chromosom sieht das dann in etwa so aus: CAGCAGCAGCAG-CAGCAGCAGCAGCAGCAGCAGCAG. Je kürzer diese Kette ausfällt, desto stärker ist die Bindung des Androgenrezeptors und damit die Wirkung des vorhandenen Testosterons. Umgekehrt bedeutet ein längeres CAG-Triplet eine zunehmend schwächere Testosteronaktivität. Ein sehr langes CAG-Triplet mit über 30 Wiederholungen kommt einer Testosteronresistenz nahe und über 40 Wiederholungen stehen im Zusammenhang mit seltenen genetischen Erkrankungen wie dem Kennedy-Syndrom.[39] Um das Zusammenspiel von CAG-Länge und Testosteronwirkung in Hinblick auf den männlichen Körperbau, Knochenstoffwechsel, auf die Fettmasse, Blutfettwerte oder den Blutdruck besser zu verstehen, ist im Laufe der letzten Jahre ein aktives Forschungsfeld entstanden.[40-43] Aber egal ob *SRY* das Männer-Gen[17], *DRD4* das

Lust-Gen[44], *SHBG* das Testosteron-Gen[31] oder das CAG-Triplet ist: Zwar gelten unsere genetischen Anlagen als unveränderlich und begleiten uns ein Leben lang, aber deshalb bestimmen die Gene nicht zwangsläufig über unser Schicksal. Die Wissenschaft hat gerade erst begonnen, die Zwangsjacke der genetischen Programmierung abzustreifen.

Mit der Entdeckung der wunderbaren Welt der Epigenetik hängt die Aktivität unserer Gene nämlich maßgeblich von äußeren Umwelt- und Lebensstilfaktoren ab und ist somit potenziell beeinflussbar. Dabei wollten die beiden Genetiker Marcus Pembrey und Lars Olov Bygren ihren Daten zunächst gar nicht so recht trauen, als sie unter den Einwohnern der kleinen schwedischen Stadt Överkalix den Zusammenhang zwischen der Verfügbarkeit von Lebensmitteln und Sterbefällen untersuchten. Schließlich hatte bisher noch niemand einen generationsübergreifenden Einfluss von Lebensumständen auf Krankheitsrisiken beschrieben. Aber wie die beiden Forscher es auch drehten und wendeten, die Daten zeigten, dass männliche Nachkommen von Großvätern, die sehr viel zu essen hatten, offensichtlich ein erhöhtes Risiko besaßen an Diabetes zu erkranken.[45] Die Erklärung dafür sind sogenannte epigenetische Mechanismen, die es erlauben, Umwelt- und Lebensstilerfahrungen über verhaltenssensible „Anhängsel" am Erbgut an nachfolgende Generationen weiterzugeben und so die Aktivität bestimmter Gene zu regulieren. Anders als die unveränderliche DNA-Sequenz können sich diese Anhängsel im Laufe des Lebens verändern und beeinflussen damit die körperliche Entwicklung und den Alterungsprozess. Dass neugeborene ein- und zweieiige Zwillinge trotz identischem Erbgut Unterschiede zwischen aktiven und inaktiven Genen zeigen, bedeutet, dass schon sehr frühe Umwelteinflüsse das epigenetische Profil bereits in der Gebärmutter prägen können.[46] Aber auch später im Leben hält die Epigenetik faszinierende

Erkenntnisse bereit. Bei älteren Patienten mit einem risikoarmen Prostatakrebs führt der gesunde Lebenswandel durch Gewichtsabnahme, Reduzierung des Bauchfetts und verbessertem Blutdruck zu einer positiven Beeinflussung der Regulation des Tumorwachstums auf genetischer Ebene.[47, 48] Aber obwohl die Wissenschaft der Epigenetik ein noch recht junges Forschungsfeld ist, gleichen ihre Erkenntnisse schon jetzt einer Revolution. So öffnet die Entdeckung epigenetischer Mechanismen den einst schicksalhaften Blick auf unsere Gene für äußere Umwelt- und Verhaltenseinflüsse.

Keine Medaille ohne Testosteron?

Eine längere Tradition hingegen hat die Geschichte des Testosterons im Leistungssport. Als sogenanntes Anabolikum steigert Testosteron den Eiweiß-, Muskel- und Knochenaufbau und die körperliche Leistungsfähigkeit. Damit ist Testosteron das weltweit beliebteste Mittel zur „unerlaubten Leistungssteigerung", auch bekannt als Doping. Dass mit der Entdeckung und zunehmenden Verbreitung anaboler Steroide wie Testosteron gegen Mitte der 60er-Jahre ein paralleler Leistungsschub in der Leichtathletik, den Ausdauer- und Kraftsportarten einsetzte, deutet das Ausmaß der Beliebtheit an. War dieser Leistungsschub zunächst nur bei männlichen Athleten zu beobachten, fand er etwas später, dann aber umso ausgeprägter, auch bei weiblichen Athletinnen statt. Im Zuge des Ben-Johnson-Skandals von 1988 kamen die Dopingjäger dem Testosteron dann endgültig auf die Spur und die einsetzenden Kontrollen führten in vielen Disziplinen zu deutlichen Leistungseinbußen. So stammen noch heute viele Weltrekorde aus der Zeit vor den Testosteronkontrollen, bis das Blutdopingmittel Epo die nächste Runde „sportlicher Höchstleistungen" einläutete.

Dabei ist Doping im Menschensport schon seit 1966 verboten. Später zogen auch Verbote für Rennpferde, Windhunde und Brieftauben nach. Trotzdem war Testosteron beispielsweise in der ehemaligen DDR ein gängiges Dopingmittel, das vor allem Werferinnen verabreicht wurde. Aber hüben wie drüben existierte auch in der alten Bundesrepublik ein staatlich gefördertes Dopingsystem. In der bisher gründlichsten Aufarbeitung der bundesdeutschen Dopinggeschichte kamen Historiker im Jahr 2011 zu dem Schluss, dass auch der Westen – gemäß der Parole „Medaillen gewinnen mit allen Mitteln" – auf Anabolika und Testosteron setzte.[49]

Die populärste Testosteronsportart ist aber die Apotheken-Rundfahrt namens Tour de France. Hier scheint Testosterondoping Dauerkonjunktur zu haben: 2007 gesteht T-Mobile-Fahrer Patrik Sinkewitz, sich am Abend vor der Dopingkontrolle „ohne nachzudenken" Testosterongel auf den Oberarm geschmiert zu haben. Auch dem Tour-de-France-Sieger von 2006, US-Radprofi Floyd Landis, wurde Testosterondoping nachgewiesen. Er verlor seinen Titel und musste die 450.000 € Siegprämie zurückzahlen. Nur zwei Tage nach dem Fall Landis ereilte die Sportwelt schon der nächste Dopingskandal: Justin Gatlin, Olympiasieger und Weltmeister über 100 Meter, wurde ebenfalls positiv auf Testosteron getestet. Der ehemalige Weltrekordhalter (100 Meter in 9,85 Sekunden) gewann 2004 in Athen die Olympische Goldmedaille über 100 Meter und holte sich ein Jahr später in Helsinki den Weltmeistertitel. Der Testosteronbeichte folgte die Aberkennung sämtlicher Wettkampfergebnisse, eine vierjährige Wettkampfsperre, eiserne Wiederaufbauarbeit und ein hollywoodhaftes Happy End bei den Olympischen Spielen 2012 in London: Mit der persönlichen Bestzeit von 9,79 Sekunden über 100 Meter gewann Justin Gatlin die Bronzemedaille.

Angesichts lebenslanger Sperren für Wiederholungstäter kennt die Kreativität rund um Dopingausreden keine Grenzen. Ob Fußverletzungen (Sprinter Aham Okeke), die medizinische Behandlung eines Aufmerksamkeitsdefizits (Sprinter Justin Gatlin), manipulierte Zahnpasta (Leichtathlet Dieter Baumann), zugesteckte Discopillen (Radfahrer Jan Ullrich), hormonverseuchtes Hackfleisch (Bobfahrer Lenny Paul), Schwiegermutters Tee zur Stärkung der Zeugungskraft (Radfahrer Christian Henn), südamerikanische Karamellbonbons (so der Radfahrer Gilberto Simoni zu seinem positiven Kokaintest) oder „Mein Hund hat Asthma" (Radfahrer Frank Vandenbroucke, nachdem in seinem Haus Anabolika und Epo sichergestellt wurden); ertappte Doping-Sünder scheinen selten um eine Ausrede verlegen. Aber während diese aufsehenerregenden Einzelschicksale im Licht der Öffentlichkeit stehen, bleibt der systematische Dopingmissbrauch oft im Dunkeln. So war Ben Johnson 1988 zwar die Hauptfigur des größten Skandals der Olympiageschichte, aber letztlich wurden nur zwei der insgesamt acht Starter des Olympiafinales nicht mit Dopingvorwürfen belastet. Auch der Gatlin-Coach Trevor Graham trainierte neun gedopte Leichtathleten. Und der Abschlussbericht der Doping-Untersuchungskommission des Universitätsklinikums Freiburg belegt, dass auch im T-Mobile-Radteam von 1995 bis 2006 systematisch Doping betrieben wurde. Während der Befragung räumte der Olympia-Arzt Georg Huber außerdem ein, in der Zeit von 1980 bis 1990 einzelnen U23-Straßenradfahrern Testosteron verabreicht zu haben. Der Eindruck täuscht nicht, die Verwendung von Dopingmitteln ist in vielen Sportarten regulärer Bestandteil der Leistungsstruktur. Testosteron wird bei weiblichen Profisportlerinnen genauso missbraucht wie bei den Paralympics, oder um dem Pferd des deutschen Springreitmeisters René Tebbel im wahrsten Sinne des Wortes auf die Sprünge zu helfen. In

70–80 % aller aufgedeckten Dopingfälle werden Testosteron oder andere Anabolika nachgewiesen. Dabei gilt Testosteron unter Fachleuten als das Doping der Deppen. Denn nur wer sich zu dumm anstellt oder bei der Dosierung verrechnet, fliegt auf. Die „Kunst" besteht darin, mit dem gedopten Testosteronspiegel so knapp wie möglich unter dem Grenzwert zu bleiben. Eine negative Dopingprobe ist nämlich keinesfalls als Verzicht auf Dopingmittel zu verstehen, sondern bedeutet lediglich, dass der Grenzwert nicht überschritten wurde. Beim Testosterondoping mittels Hodenpflaster gelangt zum Beispiel gerade so viel Testosteron in die Blutbahn, dass die Konzentration nur knapp über oder unter dem erlaubten Grenzwert liegt. Anders als bei gespritztem Testosteron sinkt die Konzentration anschließend wieder zügig in den gerade noch zulässigen Bereich, wenn das Hodenpflaster entfernt wird. Dabei sind die Grenzwerte genau so angesetzt, dass es völlig ausgeschlossen ist, fälschlicherweise positiv getestet zu werden, also die Grenzen auf natürlichem Weg, ohne den Einsatz von Dopingmitteln, zu überschreiten. Weitere Vorsprünge im Dopingwettlauf entstehen durch den Einsatz neu entwickelter, noch nicht nachweisbarer Dopingmittel, neuer Verabreichungsformen (z. B. Testosterongel), neuer Medikamente zur Verschleierung eingesetzter Dopingsubstanzen oder die Verwendung von „Doping-Cocktails" als Kombination mehrerer gering dosierter Dopingmittel.

Die Beantwortung der Frage, was diese Praxis mit sportlichen Höchstleistungen zu tun hat, möchte ich gerne dem Leser überlassen. Dass der Wettlauf zwischen dem Einsatz und dem Nachweis von Dopingmitteln auch in Zukunft für Schlagzeilen sorgen wird, hängt derweil mit den systembedingten Ursachen des Dopingmissbrauchs zusammen. Denn eine Ressourcenpolitik, die sportlichen Erfolg zur Voraussetzung für die Zuwendung von Fördermitteln und Sponsoren macht, Medien, die ausschließlich Spitzenleistungen und Erfolge feiern (Wer war der zweitschnellste 100-Meter-Läufer der letzten Olympischen Spiele?) und ständig steigende Leistungsanforderungen (z. B. Qualifikationsnormen für die Olympischen Spiele) machen die Dopingversuchung letztlich nicht kleiner.

Nix für Turnbeutelvergesser

Übersteigerte Leistungserwartungen haben aber nicht nur Profisportler fest im Griff, sondern auch solche, die es in ihrer Freizeit ernst meinen. Erhebungen zum Dopingeinsatz in Fitnessstudios gehen von Missbrauchsraten zwischen 10–20 % aus. Die Verlockungen des Internetzeitalters sind dabei riesengroß. Eine Amazon-Suchanfrage für „Testosteron Tabletten" präsentiert dutzende Produkte mit schillernden Namen wie *Body Attack Tribulus*, *T-Boost* oder *Super Anabol*. Heute bestellt und dank Express-Versand morgen im Briefkasten. In den Kundenrezensionen findet sich von „sehr zufrieden" bis „wirkungslos" die ganze Bandbreite an Meinungsäußerungen. Zum Einsatz kommt die Kraft aus dem Chemielabor vorzugsweise in Disziplinen wie Fassweitwurf, Baumstammwerfen, Steinheben oder Lkw-Ziehen. Nach dem Vorbild der schottischen Highland Games probieren sich auch hierzulande muskelbepackte Strongman bei diesem bizarren Kräftemessen. Der Rekord im Baumstammstemmen liegt bei 185 Kilo. Beim Steinheben wurde ein 325-Kilo-Brocken auf die Rekordhöhe von 100 Zentimeter gehievt. Und weil die Kraft irgendwo herkommen muss, entdecken Zollfahnder in den Trainingseinrichtungen immer wieder Testosteron, Anabolika und andere Dopingpräparate.

Als eines der beliebtesten Testosteronprodukte auf dem Markt gilt dabei der als komplett natürlich beworbene Testosteron-Booster *Universal Ni-T.* Neben den versprochenen Wunderwirkungen ("starker Muskelaufbau und Kraftanstieg") und entsprechenden Warnhinweisen ("Einnahme und Anwendung sämtlicher Produkte erfolgt auf eigene Gefahr"), häufen sich in der medizinischen Literatur die erstaunlichsten Patientengeschichten wie der Krankheitsverlauf des Herrn B. Neben seinem täglichen Training schluckte der begeisterte Fitnessstudiogänger je eine, online erworbene, Kapsel *Universal Ni-T* und fand sich nach einer zweimonatigen Testosteronkur in der psychiatrischen Station des örtlichen Krankenhauses wieder.[50] Was war passiert? Zwar trat der erwünschte Muskelaufbau und Kraftanstieg tatsächlich ein, aber parallel dazu entwickelte Herr B. verschiedene psychische Auffälligkeiten wie Verfolgungswahn, übersteigerte Aggressivität und auditive bzw. visuelle Wahrnehmungsstörungen. Vergleichsweise unterhaltsam wird es für einen medizinischen Fachartikel aber bei der Beschreibung der erlebten Wahnvorstellungen. So fühlte sich Herr B. durch seitlich gekrümmte, im 45-Grad-Winkel laufende Menschen und "Schlangen in seinem Arm" verängstigt und von "Monstern" verfolgt. In Folge dieser und anderer schwerwiegender psychischer Störungen erlebte Herr B. einen schweren Autounfall. Die anschließende stationäre Behandlung inklusive antipsychotischer Therapie führte binnen einer Woche zum vollständigen Verschwinden sämtlicher Symptome. Nachdem Herr B. neun weitere Monate sauber blieb, traten die geschilderten Symptome nie wieder auf.[50] Dass Herrn B.'s Geschichte leider kein Einzelfall ist, zeigt die Vielzahl beschriebener, ähnlicher Verläufe vom Auftreten aggressiven Verhaltens, psychischer Störungen bis hin zu Todesfällen.[51-54] Da es bislang keine offiziellen Statistiken zum Anabolikamissbrauch gibt, gehen die Schätzungen mitunter weit auseinander. Bei der 2011 im Auftrag des Bundesgesundheitsministeriums durchgeführten KOLIBRI-Studie gab nur etwa ein Prozent der Befragten an, innerhalb des letzten Jahres Dopingmittel konsumiert zu haben.[55] Dass allerdings 40 % der verschickten Fragebögen überhaupt nicht beantwortet wurden, nährt den Verdacht einer hohen Dunkelziffer. Oder würden Sie sich als Freizeitsportler freiwillig zum Dopingmissbrauch bekennen?

Männer kennen keinen Schmerz

Ein Blick auf den Pausenhof genügt, um zu beobachten, mit welchem körperlichen Einsatz Jungs dort Fußball spielen und toben, während Mädchen eher zurückhaltender agieren. Als mögliche Erklärung dafür werden auch Hormone diskutiert, denn Testosteron dämpft und Östrogen steigert das Schmerzempfinden. Diese schmerzdämpfende Wirkung des Testosterons geht wahrscheinlich auf eine Hemmung der Schmerzweiterleitung im zentralen Nervensystem zurück. Östrogen hingegen blockiert Systeme der Schmerzdämpfung und verstärkt dadurch das Schmerzempfinden. Gestützt wird die Theorie des hormongesteuerten Schmerzempfindens durch die Beobachtung von Männern, die im Rahmen einer Geschlechtsumwandlung sowohl Östrogen als auch Testosteronhemmer (Anti-Androgene) einnehmen und dabei sehr häufig chronische Schmerzen entwickeln. Auf der anderen Seite berichten Frauen, die sich für eine Geschlechtsumwandlung entschieden haben, während der notwendigen Testosteronbehandlung von einer deutlichen Linderung bestehender Schmerzen. So schlüssig diese Beobachtungen aber scheinen, die Theorie zum hormongesteuerten Schmerzempfinden erklärt nicht, warum die Schmerzwahrnehmung während des

Menstruationszyklus genau dann am höchsten ist, wenn der Östrogenspiegel sein Minimum erreicht. Also zu einem Zeitpunkt, an dem das Schmerzempfinden gemäß der „weniger-Östrogen-weniger-Schmerz"-Theorie eigentlich am geringsten sein müsste.

Um die Theorie vom Testosteroneinfluss auf die Schmerztoleranz wissenschaftlich zu untermauern, schrecken furchtlose Forscher vor nichts zurück und stecken auch zierliche Vogelfüße in heißes Wasser. Die Hypothese dabei lautet, je stärker das Schmerzempfinden der Sperlinge, desto schneller ziehen diese ihre Füße zurück. Erhielten die Sperlinge jedoch über ein Implantat künstliches Testosteron, tat sich Erstaunliches: Trotz 52 Grad Wassertemperatur ließen die Sperlinge ihre Füße dreimal so lang im Wasser wie die unbehandelten Artgenossen. Wurde die Testosteronwirkung daraufhin aber medikamentös blockiert, reagierten die Sperlinge schon auf 48 Grad warmes Wasser doppelt so empfindlich wie zuvor.[56] Nun spekulieren die Forscher darüber, ob testosterongeladene Männer in Gefahrensituationen oder Kämpfen dank höherer Schmerztoleranz mehr Ausdauer beweisen und dadurch womöglich Vorteile bei der Partnerwahl bzw. der Fortpflanzung erzielen. Weitere Untersuchungen erhärten jedenfalls den Verdacht eines biochemischen Zusammenspiels zwischen Testosteron und Schmerzempfinden. Denn auch umgekehrt wirken Schmerzmittel auf den Testosteronspiegel. Diesen Zusammenhang entdeckten Forscher, als sie mögliche Auswirkungen der Einnahme von Schmerzmitteln während der Schwangerschaft auf die spätere Zeugungsfähigkeit des männlichen Nachwuchses untersuchten.[57] Immerhin hatten 57 % der 834 befragten dänischen Frauen während der Schwangerschaft leichte Schmerzmittel eingenommen. Dabei wurde deutlich, dass gängige Schmerzmittel das Risiko erhöhen, einen Sohn mit fehlentwickelten Hoden (Kryptorchismus) zur Welt zu bringen. Um die biologischen Mechanismen dieses Zusammenhangs besser zu verstehen, untersuchten die Forscher anschließend den Einfluss von Paracetamol auf trächtige Ratten. Die Versuche bestätigten aber nicht nur den negativen Einfluss von Schmerzmitteln auf die Entwicklung der Geschlechtsorgane, sondern zeigten auch, dass der Testosteronspiegel bei den mit Schmerzmitteln behandelten Ratten um die Hälfte niedriger lag als bei den unbehandelten Tieren.[57]

Der richtige Riecher macht's

Ist der Schmerz aber doch einmal zu groß, der Testosteronspiegel zu niedrig und die Augen tränenverschmiert, dann muss das nicht zwangsläufig unattraktiv wirken. Denn Tränen machen sexy. In der Tränenflüssigkeit identifizierten Forscher jüngst den unbekannten Signalduftstoff *ESP1*, der die Nervenaktivität über die Nase stimuliert und somit weibliche Erregungszustände auslöst.[58] Obwohl die Kommunikation mittels Duftstoffen ein Überbleibsel der Zeit vor der Sprachentwicklung ist, spielen die sogenannten Pheromone als Sexuallockstoff und Erkennungsmerkmal noch heute eine wichtige Rolle. Der entscheidende Ausgangsstoff ist dabei kein Geringerer als das Testosteron. So machten kalifornische Forscher im Jahr 2007 eine dufte Entdeckung. Als 21 jungen Frauen in einer Vergleichsstudie das neu entdeckte Testosteron-Pheromon *Androstadienon* bzw. eine ähnlich riechende Substanz in die Nase strömte, verbesserte sich nicht nur die Stimmungslage der Probandinnen, sondern auch die Konzentration des Stresshormons Cortisol stieg an und eine leichte körperliche Erregung stellte sich ein.[59]

Aber auch an Männern gehen verführerische Düfte nicht spurlos vorbei. Im Dienste der Wissenschaft wurden 45 College-Studentinnen gebeten, über Nacht dezente Einlagen in den Achselhöhlen und im Slip zu tragen, um diese anschließend als Duftprobe zur Verfügung zu stellen. Zwar ließen beide Düfte wie erwartet die Testosteron- und Cortisolspiegel der 115 männlichen Studenteilnehmer in die Höhe steigen, aber der Scheidenduft erzielte mit Abstand die nachhaltigste Wirkung.[60] Geschäftstüchtige Leser seien an dieser Stelle aber vor einer Neuauflage der legendären Mädchenschlüpfer-Automaten gewarnt. Der Versuch auf Bahnhöfen Verkaufsautomaten für benutzte Mädchenslips zu betreiben wurde in Japan der Legende nach schon 1993 vereitelt.

Glatze oder Vollbart? Wer hat, der kann

Vorbei sind auch die Zeiten, in denen der Apotheker Ihres Vertrauens frei erhältliches Testosteron wie selbstverständlich über die Ladentheke schob. In Deutschland war Testosteron bis Mitte der 60er-Jahre als Haarwuchsmittel zum freien Verkauf zugelassen. Unter dem Markennamen *Storotevan* vertrieb die Firma Dr. Teves GmbH Testosteron als Kosmetika, weshalb das Heilmittelgesetz zum Schutz vor schädlichen Nebenwirkungen keine Anwendung fand.[61, 62] So konnte man(n) damals beim Friseur die gleiche alkoholische Testosteronlösung erhalten, die als apothekenpflichtiges Medikament schon lange Zeit zur Linderung männlicher Altersbeschwerden eingesetzt wurde. Und das bei doppelter Dosierung! Erst als sich die Bedenken hinsichtlich potenzieller Nebenwirkungen häuften, wurde das „Haarwuchsmittel" rezeptpflichtig. Der kommerzielle Missbrauch der Kahlköpfigkeit nahm trotzdem seinen Lauf.

Für wissenschaftliche Rückendeckung sorgten schon 1965 amerikanische Ärzte der Universität Pennsylvania, die 21 Männern eine verdünnte Testosteronlösung auf den Kopf tröpfelten und damit bei 15 Versuchspersonen einst kahle Stellen mit zartem Haarwuchs beglückten.[63] In Anbetracht der damals schon bekannten Nebenwirkungen klingt die Warnung der Autoren „vor einer voreiligen und unkontrollierten Anwendung" allerdings wie blanker Zynismus. Das Ausmaß der wissenschaftlichen Euphorie, eines der drängendsten Probleme der Menschheit gelöst zu haben, spiegelt auch die Veröffentlichung der Studienergebnisse im angesehenen *Journal of the American Medical Association (JAMA)* wider, der bis heute renommiertesten medizinischen Fachzeitschrift der USA. Nur leider wecken kleine Studien mit spektakulären Zufallsbefunden oftmals Hoffnungen, die in größeren Folgestudien dann regelmäßig enttäuscht werden. So auch beim Haarwuchsmittel Testosteron, das bei einer nachfolgenden klinischen Studie zur Behandlung von 444 kahlköpfigen Männern wirkungslos blieb. Aber während Sean Connery sich noch ein Toupet aufkleben musste, um als jugendlich-dynamischer Agent 007 rüberzukommen, hat der wissenschaftliche Fortschritt im Namen der Männlichkeit inzwischen viel erreicht. Heute gibt es Medikamente, deren Einnahme bei über 80 % der Männerglatzen den Haarausfall stoppt. Diese Mittel verringern nämlich die Wirkung des Dihydrotestosterons, einem Testosteron-Abbauprodukt, das den Haarausfall sogar beschleunigt. Unter Umständen wachsen manchmal sogar einige neue Haare. Wenn aber schon der Vater oder Großvater mit Anfang 20 kahl war, reichen selbst diese Mittel nicht, denn gegen erblich bedingten Haarausfall ist leider noch kein Kraut gewachsen. Dem Millionenabsatz der Hersteller zum Trotz sind frei verkäufliche, rezeptfreie Mittel in der Regel auch wirkungslos.

Besser macht es da der Rothirsch, der zwar keine Haare, aber sein Geweih regelmäßig verliert. Beeinflusst vom Hell-Dunkel-Wechsel der Jahreszeiten werfen nämlich alle Rothirsche mit dem Tiefstand des Testosteronspiegels im Februar ihr Geweih ab. Doch anders als beim Glatzenträger beginnt das neue Geweih schon bald nach dem Abwurf erneut zu wachsen. So bilden sich unter Testosteroneinfluss bis zu 14 Kilo neue Knochenmasse und nach nur 120 Tagen trägt der Hirsch wieder ein komplettes Geweih auf dem Kopf. Dieser Kraftakt rüstet den Rothirsch im frühen Herbst mit einem prächtigen Geweih für Revierkämpfe um die Gunst der Weibchen.

Also was tun bei Kahlköpfigkeit? Öfter rasieren? Dann wachsen die Haare schneller, dicker und dichter? Nein, das ist leider auch nur eine optische Täuschung, weil die neuen Stoppel noch nicht der Sonne ausgesetzt waren. Dann vielleicht besser auf den wissenschaftlichen Fortschritt hoffen? Immerhin wurde bei Glatzenträgern kürzlich ein Eiweiß entdeckt (Prostaglandin D2), das verstärkt auf kahlen Stellen gebildet wird und so die Haarwurzeln verkümmern lässt.[64] Nun soll ein Wirkstoff entwickelt werden, um das kahlmachende Potenzial des Eiweißes zu stoppen. Und in der Zwischenzeit? Einfach den Bart wachsen lassen! Auch wenn glatt rasierte Männer nachweislich die höchsten Beförderungschancen haben[65], kommt der Stoppelbart dem weiblichen Bild des perfekten Partners am nächsten. Dazu wurden Frauen in einer Vergleichsstudie fünf verschiedene Bartwuchstypen (glatt rasiert, leichte Stoppeln, Drei-Tage-Bart, leichter Bart, Vollbart) zur Bewertung der Männlichkeit, Attraktivität und Aggressivität präsentiert. Am schlechtesten schnitt dabei der dichte Vollbart ab, den Frauen zwar besonders maskulin und reif, dafür aber wenig attraktiv einschätzten. Auch der berühmte Oberlippenbart, im Volksmund als Schnurri bezeichnet, ließ die

Frauen kalt. Am attraktivsten wurde der Stoppelbart bewertet und sowohl in Kurz- als auch in Langzeitbeziehungen bevorzugt. Tröstlich, dass diese weiblichen Vorlieben aber keineswegs unumstößlich sind, sondern sich im Laufe des Lebens einer Frau durchaus ändern können.[66-68]

Das Auge brütet mit

Egal ob Glatze, Vollbart oder eine tiefe Stimme, offensichtlich bietet sich Frauen eine ganze Reihe männlicher Körpermerkmale, um bewusst oder unbewusst (wahrscheinlich eher Letzteres) Hinweise auf die Höhe des Testosteronspiegels zu gewinnen. Als Anhaltspunkt für die Güte der genetischen Ausstattung oder als Signal potenzieller Vaterqualitäten steht Testosteron unter Verdacht indirekt die Partnerwahl zu beeinflussen..[69] Ist die Partnersuche schließlich von Erfolg gekrönt und der Nachwuchs reift heran, empfiehlt es sich als Mann aber durchaus, der frisch gebackenen Mutter auch weiterhin als attraktiver Partner gegenüberzutreten. Denn ansprechende optische Reize fördern die Entwicklung des Nachwuchses – das Auge brütet sozusagen mit.

In einem einschlägigen Experiment wurden die Weibchen einer nordafrikanischen Wüstenvogelart, den Kragentrappen, nach der künstlichen Befruchtung einzeln in Volieren gehalten und anschließend mit einem von drei Artgenossen konfrontiert: attraktiven Männchen, unattraktiven Männchen oder Weibchen. Das Ergebnis war eindeutig: Durften die befruchteten Weibchen attraktiven Männchen bei der Parade zusehen, investierten sie mehr Testosteron in ihre Eier, wodurch sich das Wachstum des Nachwuchses beschleunigte.[70] Dieses Brutexperiment gilt als der erste wissenschaftliche Nachweis der erfolgreichen Manipulation mütterlicher

Ressourcen durch optische Reize. Dass auch Affenmännchen während der Schwangerschaft ihrer Partnerin überflüssige Pfunde zulegen, während ledige Affenmännchen ihr Gewicht halten[71], zeigt nur, wie schwer es die Natur den Männern mit ihrem Ziel immerwährender Attraktivität macht. Erschwerend kommt hinzu, dass optische Reize schon lange vor der Befruchtung eine Rolle spielen. Weibchen des Blauen Pfaus beispielsweise, die sich mit attraktiven Männchen gepaart haben, legen sich für ihren Nachwuchs stärker ins Zeug als Weibchen, die von unattraktiven Männchen befruchtet wurden.[72] Je farbenprächtiger das Federrad des Partners, desto mehr Energie und Ressourcen wie Proteine, Fette, Abwehrstoffe und Testosteron wendet das Weibchen für die Eiproduktion auf. Dabei steckt hinter dem prächtigen Federkleid mehr als eine ansehnliche Optik. Nur wenn der männliche Pfau eine genügend starke Immunabwehr besitzt, um mit verschiedenen Parasiten fertigzuwerden, ist er in der Lage, ein so farbenprächtiges Federkleid zu unterhalten und im Kampf um die Gunst der Weibchen eine intakte Gesundheit zu signalisieren. Da kein Weibchen unendlich viel Energie besitzt, um in jedes Ei die maximalen Ressourcen zu investieren, muss es Aufwand und Nutzen (Neudeutsch: *return on investment*) schlau gegeneinander abwägen. Deshalb spart sich das Weibchen ihre Ressourcen, bis es sich von ihrem Aufwand den größten Nutzen verspricht. Da Attraktivität als Zeichen eines starken Immunsystems und intakter Gesundheit gilt[73], erwarten sich Weibchen von attraktiven Männchen demzufolge kräftigen und gesunden Nachwuchs mit hohen Überlebenschancen. Dann, und erst dann, legen sie unter vollem Einsatz größere Eier und erhöhen obendrein auch noch den Testosterongehalt im Eigelb.

Testosteron und
andere Entbehrungen des Familienlebens

Ob morgens im Kindergarten, nachmittags in der Musik-
schule oder sonntags auf dem Spielplatz: Die neuen Mitmach-
Papas sind inzwischen überall zu finden. Besonders Väter
zwischen 25 und 40 Jahren verstehen sich in ihrer Vaterrolle
nicht mehr länger als rein materielle Versorger, sondern wollen auch für die alltägliche Betreuung und Erziehung mit-
verantwortlich sein, um so eine enge, emotionale Beziehung
zu ihren Kindern aufzubauen. Dass sich im Zuge der Eltern-
schaft der Hormonhaushalt von Müttern verändert, ist schon
länger bekannt. Neu hingegen ist die Entdeckung, dass auch
werdende Väter vielfältige hormonelle Veränderungen erleben. In einer aufsehenerregenden Studie aus dem Jahr 2000
hat die Psychologin Anne Storey von der Memorial Universität in Neufundland 34 Elternpaaren vor und nach der Geburt
mehrfach Blut abgenommen, um verschiedene Hormonspiegel zu messen. Wie erwartet veränderte sich über diesen Zeitraum der Hormonhaushalt der Mütter. Erstaunlicherweise
schwankten aber auch die Testosteron-, Cortisol- und Prolak-
tinspiegel der Väter.[74] Ob diese hormonellen Veränderungen
der Vorbereitung auf die Anforderungen der nahenden Vaterschaft dienen, wird derzeit noch spekuliert. Sicher ist nur, dass
Testosteron bei diesem väterlichen Geburtsvorbereitungspro-
gramm eine zentrale Rolle spielt. Zwar produzieren Männer mit Familienplänen offenbar mehr Testosteron[75], aber so
hilfreich hohe Testosteronspiegel auf dem Partnermarkt sein
mögen, wäre es nach der erfolgreichen Fortpflanzung und mit
nahender Vaterschaft nicht evolutionär sinnvoller, von trieb-
hafter Partnersuche auf sensible Fürsorge umzuschalten?

Tatsächlich zeigen Studien, dass der Testosteronspiegel
frischgebackener Väter sinkt.[76-78] In der bislang umfassendsten

Langzeitbeobachtung von rund 600 Männern zwischen 21 und 26 Jahren haben Männer mit hohen Testosteronspiegeln zwar häufiger eine Partnerin gefunden und sind anschließend Vater geworden, mussten danach aber im Vergleich zu den Single-Männern den stärksten Abfall ihres Testosteronspiegels in Kauf nehmen.[76] Diese Testosteronsenkung fiel umso stärker aus, je intensiver sich die Männer an der Kinderbetreuung beteiligten. Beispielsweise haben Väter, die im gleichen Zimmer mit ihrem Nachwuchs übernachten, niedrigere Testosteronspiegel als getrennt schlafende Männer.[79] Was Sinn macht, denn Männer mit niedrigen Testosteronspiegeln reagieren empathischer auf Babygeschrei.[80]

Für die hormonellen Entbehrungen rund um ihren Testosteronspiegel werden Väter jedoch reichlich entlohnt. Sie leben nicht nur länger als Männer ohne Nachwuchs[81] und haben ein geringeres Risiko an Herz-Kreislauf-Erkrankungen zu sterben[82], sondern werden auch noch seltener von Erkältungen geplagt.[83] Rund um die Partnerwahl und das darauffolgende Babygeschrei spielt Testosteron jedenfalls ein doppeltes Spiel: Während es den Singlemarkt durch tiefe Stimmen, Stoppelbärte und attraktive Vitalität befeuert, führt der väterliche Alltag zu einer Senkung des Testosteronspiegels.[84]

Beruhigend, dass es verheirateten Müttern nicht viel besser geht und auch sie im Vergleich zu unverheirateten bzw. kinderlosen Frauen deutlich niedrigere Testosteronspiegel haben.[85] Weiteren Trost spendet ein Blick ins Tierreich, wo sich zum Beispiel die männlichen Weißbüscheläffchen intensiv um ihren Nachwuchs kümmern und dafür ebenfalls mit niedrigeren Testosteronspiegeln belohnt werden.[86] Selbst der Geruch empfängnisbereiter Weibchen, normalerweise Garant sexueller Erregung, scheint sie kalt zu lassen. Während der Duft von Sekreten paarungsbereiter Weibchen die Testosteronspiegel von

Single-Männchen zuverlässig in die Höhe treibt, zeigt der Testosteronspiegel der Affenväter keine Veränderung.[87] Besonders aufschlussreich ist aber der im Zuge der Familiengründung beobachtete Anstieg der Verarbeitungskapazität in genau jenen Hirnregionen, die für eine vorausschauende Planung und die Gedächtnisleistung zuständig sind.[88] Weißbüscheläffchen denken also mitnichten immer nur an das eine. Denn trotz des verführerischen Dufts werden nicht nur Gehirnregionen zur Steuerung sexueller Erregung aktiviert, sondern auch solche die für die Kognition (ja, Denken), die Emotionsverarbeitung (ja, Gefühle) und das Speichern von Erinnerungen (ja, Gedächtnis) zuständig sind. Könnten das womöglich die neuronalen Grundlagen einer verantwortungsvollen Vaterschaft sein? Offensichtlich lassen sich die Äffchen nicht einfach nur von ihrem Trieb steuern, sondern scheinen zweimal darüber nachzudenken, ob und mit wem sie Geschlechtsverkehr pflegen.[89] Da die Weißbüscheläffchen in Familiengruppen leben, müssen sie sehr genau abwägen, welche Folgen eine Paarung für das komplexe Sozialgefüge haben könnte. Interessanterweise sind bei den kleinen Primaten fast exakt die gleichen Gehirnregionen an der Partnerwahl beteiligt wie beim Menschen, weshalb Forscher davon ausgehen, dass das Aktivitätsmuster im Hirn der Weißbüscheläffchen dem eines Menschen in einer vergleichbaren Situation stark ähneln könnte.[89]

Wir halten fest: Veränderungen im Testosteronspiegel sind beim Weißbüscheläffchen genauso wie beim *homo sapiens* in den sozialen Kontext der Vaterschaft eingebettet. Die Qualität der Beziehung[90], gemeinsame Rituale[91], individuelle Persönlichkeitseigenschaften[92] und vieles mehr stellen den Testosteronspiegel unter konstante Wechselspannung mit dem gesamten männlichen Leben und Erleben. Aber Hormone allein schaffen auf der Verhaltensebene noch keine Fakten. Ob und wie viele Familienpflichten Väter übernehmen, das muss jeder Mann immer noch für sich selbst entscheiden. Dass viele Väter nach der Geburt mehr Zeit im Büro verbringen als vorher oder die obligatorischen zwei Elternzeitmonate nur selten überschreiten, spricht für die Lücke zwischen wünschenswertem und tatsächlichem Verhalten. Auch die Vereinbarkeit der verschiedenen Rollen als Mann, Vater, Partner und Versorger scheint ihre Grenzen zu haben. So entpuppt sich die ausgemachte Mediengattung des „neuen Vaters" wohl eher als „Vater Morgana". Die Facetten heutiger Vaterschaft sind einfach zu vielfältig für ein allgemeingültiges Urteil. Das verdeutlicht auch die nächste Frage.

Neue alte Väter und der Segen später Vaterschaft

Was haben Ulrich Wickert, Niki Lauda und Clint Eastwood gemeinsam? Richtig, alle drei sind mit über 60 Jahren erneut Vater geworden. Viele Männer stehen dabei ganz bewusst zu ihrem späten Glück: Anthony Quinn, der noch mit 81 Vater wurde, Rod Stewart mit 66, Jean Pütz mit 74, Franz Beckenbauer, Charlie Chaplin, Pablo Picasso, Heiner Müller und viele mehr. Aber wie steht die Gesellschaft dazu? „Der wollte es nochmal wissen", „Ein Opa als Papa ist doch schlecht fürs Kind" oder „Wohl noch zu viel Testosteron im Blut" sagen die einen. „Die sind gelassener und haben mehr Zeit" oder „Die haben ihre Schäfchen schon im Trockenen" sagen die anderen. Fakt ist, dass jedes zwanzigste Kind, das in Deutschland geboren wird, einen über 50-jährigen Vater hat.

Aber auch wenn die späte Vaterschaft womöglich eher skeptisch betrachtet wird, weisen neueste Forschungsergebnisse auf potenzielle Vorteile hin. Denn späte Väter vererben ihren Kindern einen genetischen Schutzmechanismus. Wie die kleinen Plastikkäppchen am Schnürsenkel schützen sogenannte Telomere die Enden der Chromosomen und halten so das Erbmaterial in den Zellen intakt. Zwar nimmt die Länge der Telomere mit dem Alter ab, aber Studien haben gezeigt, dass Menschen mit langen Schutzkappen auch langlebigere Zellen mit einem größeren Regenerierungspotenzial besitzen und damit bessere Chancen haben, gesund zu altern.[93] Umgekehrt scheinen kurze Telomere altersbedingte Erkrankungen wie Krebs zu begünstigen und somit die Lebenszeit zu verringern.[94] Der beobachtete Zusammenhang zwischen dem Alter des Vaters und der Telomerlänge seiner Kinder und Enkelkinder basiert auf Erbgut-Analysen einer großen philippinischen Studie. Besonders lange Schutzkappen fanden die Wissenschaftler nämlich bei den Kindern älterer Väter.[95] Dieser Effekt scheint sich sogar über Generationen hinweg zu verstärken. Kinder, die väterlicherseits bereits späte Großväter hatten, besaßen umso längere Telomere. Das heißt, mit jedem Jahr späterer Vaterschaft wachsen nicht nur die Telomere der direkten Kinder, sondern auch die der späteren Enkelkinder.

Ob und wie sich die längeren Schutzkappen auf die Gesundheit und Lebenserwartung von Kindern und Kindeskindern älterer Väter auswirken, wird derzeit intensiv erforscht. Bis aber wissenschaftliche Gewissheit herrscht, werden lebenspraktische Erwägungen wie „Papa wird 80 sein, wenn unser Kind sein Abitur macht" eine viel größere Rolle spielen als abstrakte statistische Risiken. Denn derzeit ist völlig unklar, ob die im fortschreitendem Alter ohnehin vermehrt auftretenden genetischen Defekte, die potenziellen Vorteile langer Telomere nicht vielleicht doch ausstechen. Immerhin hat die spermienbildende Stammzelle eines 50-Jährigen bereits über 600 Zellteilungen hinter sich und ist damit entsprechend anfällig für genetische Defekte. Aber sämtlichen genetischen Vor- und

Nachteilen zum Trotz, an die „Start-over-Dads" werden wir uns gewöhnen müssen. Der Trend, in der zweiten Lebenshälfte erneut oder überhaupt eine Familie zu gründen, hält nämlich an. Hatte 1990 noch nicht einmal jedes vierte Kind einen Papa über 35 Jahren, war es im Jahr 2000 bereits jedes dritte und 2007 schon fast jedes zweite Kind.

Verhütung ist jetzt Männersache

Testosteron spielt aber nicht nur bei der Partnerwahl und der darauffolgenden Vaterschaft eine wichtige Rolle, sondern auch mittendrin, nämlich als Verhütungsmittel. Die erste Antibabypille für die Frau kam in Deutschland schon vor 50 Jahren auf den Markt. Für den Mann fehlen vergleichbare Verhütungsmethoden bis heute. Entsprechend groß ist das Interesse an der Entwicklung einer Männer-Antibabypille. Nur dass Pille in diesem Fall eher Spritze bedeutet. Genau genommen eine Injektion der zwei Hormone Testosteron und Gestagen in den Gesäßmuskel, im zeitlichen Abstand von zwei Monaten. Die künstliche Erhöhung dieser beiden Hormone gaukelt der männlichen Spermienproduktion nämlich vor, sie hätte ihren Job bereits erledigt. Die Samenbildung kommt zum Erliegen und am Ende tummeln sich „nur" noch eine Million Spermien pro Milliliter Ejakulat. Das klingt zwar immer noch viel, reicht aber trotzdem nicht für eine Schwangerschaft. Auch wenn theoretisch ein einziges Spermium ausreichen würde, um eine Eizelle zu befruchten, gilt man(n) erst ab 20 Millionen Spermien pro Milliliter als normal fruchtbar.

Bereits nach einer dreimonatigen Behandlung mit der Antibabyspritze stellt der männliche Hoden die Spermienproduktion komplett ein. Damit übertrifft die Wirkungssicherheit der Spritze für den Mann sogar die Antibabypille für die

Frau, berichtet Prof. Dr. Michael Zitzmann. Der Endokrinologe hat im Auftrag der Weltgesundheitsorganisation am Centrum für Reproduktionsmedizin und Andrologie des Universitätsklinikums Münster eine entsprechende Studie zum Nachweis der Wirksamkeit durchgeführt. Allerdings erlitt die anfängliche Euphorie rund um die Antibabyspritze einen herben Rückschlag, als ein weiterer internationaler Testlauf an 400 Männern im Frühjahr 2011 wegen zu starker Nebenwirkungen gestoppt werden musste. Im Verlauf der Studie litten die Männer zunehmend unter ihrem steigenden Körpergewicht, Hautproblemen und Depressionen. Dabei hat die Antibabyspritze, im Gegensatz zu traditionellen männlichen Verhütungsmethoden wie der Durchtrennung der Samenleiter, den großen Vorteil, dass sie nicht das endgültige Aus für die Zeugungsfähigkeit bedeutet. Nach dem Absetzen der Spritze fährt der Körper die Spermienproduktion innerhalb von zwei bis drei Monaten wieder auf Normalmaß hoch. Trotzdem werden die Vermarktungschancen als sehr gering eingeschätzt. Denn neben der klinischen Wirksamkeit des Produkts zeigen Umfragestudien, dass das Vertrauen der Frau in die Verhütung des Mannes („Verhütet er nun oder nicht?") der entscheidende Punkt ist. Ob die Antibabyspritze für den Mann also eines Tages auf den Markt kommt, bleibt wohl eine Entscheidung der vermarktenden Pharmakonzerne. Ein entsprechender Zulassungsantrag fehlt jedenfalls bis heute.

Dessen ungeachtet läuft die Suche nach einem wirksamen Verhütungsmittel für den Mann weiterhin auf Hochtouren. Erst kürzlich wurde in der renommierten Fachzeitschrift *Cell* ein Wirkstoff zur Blockade der Spermienreifung bei Mäusemännchen vorgestellt. Die Pille für die Maus hatte keine Auswirkungen auf den Hormonhaushalt, die Paarung verlief weiterhin normal und die Mäusemännchen konnten nach dem Absetzen wieder gesunden Nachwuchs zeugen.[96] Man(n) darf also gespannt sein, was die Zukunft bringt.

Wollen, aber nicht können, oder können, aber nicht wollen?

Der Mann, der will, aber nicht kann, hat inzwischen *Viagra* griffbereit auf dem Nachttisch liegen. Die Frau, die könnte, aber nicht mag, greift um der ersehnten Luststeigerung willen neuerdings auch zum Testosteron. Dabei ist die Entdeckung der weiblichen Unlust mal wieder einer eher zufälligen Verstrickung von Ereignissen zu verdanken (man denke nur an die stehen gelassene Petrischale, die der Menschheit über Nacht das Antibiotikum schenkte). Anfänglich kam die Lustpille *Flibanserin* als Wirkstoff in einer klinischen Depressionsstudie zum Einsatz. Aber als die Teilnehmerinnen gegen Studienende das Mittel nur ungern zurückgaben und sogar Studienmedikamente verschwanden, war klar, dass mehr dahinterstecken musste. So wurde nicht nur die luststeigernde Wirkung der Substanz, sondern gleichzeitig der Markt für weibliche Libidostörungen entdeckt.[97]

Ein Markt, der nun versucht, auch Frauen die segensreichen Wirkungen des Testosterons schmackhaft zu machen.[98] Auf diesem Wege hat ein neu entwickeltes Testosteronspray erste klinische Studien erfolgreich bestanden und verspricht Frauen nun eine gesteigerte sexuelle Befriedigung.[99] Ähnlich wie Sonnencreme wird die tägliche Sprühdosis Testosteron über die Haut aufgenommen und langsam an den Körper abgegeben. Getestet wurde das Spray an 261 Australierinnen, die über eine geringe Libido klagten, kurz vor der Menopause standen und niedrige Testosteronspiegel hatten. Parallel zu der 16-wöchigen Testphase führten die Frauen ein Tagebuch, um alle sexuellen Erlebnisse und die damit verbundene Befriedigung zu dokumentieren. Nach Auswertung der Studienergebnisse war die Anzahl der befriedigenden Sexualkontakte in der Testosterongruppe allerdings nur knapp höher als in der Placebogruppe. Aber obwohl dieser hauchdünne Unterschied sogar statistisch signifikant war, stellt sich die Frage: Wie groß ist die gefühlte Differenz zwischen 2,5 und 1,7 befriedigenden sexuellen Ereignissen binnen 16 Wochen tatsächlich? Hinzu kommt der ausgeprägte Placeboeffekt, der eher für eine starke Erwartungshaltung gegenüber dem Testosteronspray spricht und dessen klinische Nützlichkeit somit weiter schmälert. Ähnliche Ergebnisse stammen aus klinischen Versuchen mit Testosteronpflastern. Auch hier berichteten 52 % der Frauen von einem erfüllteren Sexualleben, wobei wirkstofffreie Placebopflaster mit 31 % Luststeigerung ebenfalls ein respektables Ergebnis erzielten.[100] Trotz weiterer signifikanter Studien[101] lautet die Frage am Ende aber immer noch, ob der Unterschied zwischen zweimal oder einmal Sex pro Monat eine Testosterontherapie medizinisch rechtfertigen kann.

Niedrige Testosteronspiegel auf Grundlage dieser Studien zum Sündenbock weiblicher Unlust oder sexuellen Desinteresses zu erklären, wäre jedenfalls vorschnell. Zudem löst Testosteron keine der komplizierten seelischen oder sozialen Probleme, wie Beziehungsfrust, Belastungsstress, Depressionen oder ein gestörtes Körperverhältnis, die sexuellen Störungen oftmals zugrunde liegen. Vielmehr untermauert der starke Placeboeffekt die Relevanz dieser „herkömmlichen" Ursachen sexueller Unlust. Überhaupt ist der Einfluss der Beziehungsqualität auf die sexuelle Zufriedenheit kaum zu überschätzen. Beim ersten Sex mit einem neuen Partner berichten nur ein Drittel der Frauen von einem Orgasmus, während in verbindlichen Beziehungen fast 80 % der Frauen einen Orgasmus erleben.[102] Aber wo ein Bedürfnis ist (mehr Sex), da ist auch ein Markt (Testosteronspray, Testosteronpflaster, Testosterongel). Und so wird das phasenweise Auftreten sexuellen Desinteresses oder emotionalen Leerlaufs medikalisiert und als bedrohliches Krankheitsbild namens „Hypoactive Sexual Desire Disorder" vermarktet. Eine Praxis, die nicht nur das renommierte *British Medical Journal* als krasses Beispiel „unternehmensgesponserter Krankheitserfindung" scharf kritisiert.[103]

Der Mann –

ein testosterongesteuertes
Mangelwesen?

Höher, schneller, weiter

Nun ist es offiziell: Der *homo oeconomicus* ist tot! Lange Zeit unterstellte die Wissenschaft dem Menschen ja, er würde ausschließlich rational handeln und nur nach sorgfältiger Abwägung der Sachlage entscheiden. Doch da passt der Hauptangeklagte der aktuellen Weltwirtschaftskrise so gar nicht ins Bild: Testosteron macht risikoblind.[104] Testosteron vergiftet zwischenmenschliches Vertrauen.[105] Testosteron befeuert egoistische Entscheidungen.[106] Es scheint, als würde Testosteron selbst kühle Entscheider ins Schwitzen bringen. Aber wie belastbar ist die Wissenschaft hinter diesen Behauptungen?

Die Schlagzeile „Testosteron macht egoistisch" stammt aus einer experimentellen Studie, in der 34 junge Frauen zunächst eine künstliche Testosterondosis erhielten und anschließend strategische Entscheidungssaufgaben lösen mussten. Unter Testosteroneinfluss neigten die Frauen dazu, ihre eigene Meinung überzubewerten und die Partnerin zur Akzeptanz ihrer Entscheidung zu drängen.[106] Dieses wenig kooperative Verhalten führte dann im Durchschnitt zu schlechteren Spielergebnissen. Auf den Prozess der individuellen Entscheidungsfindung hatte das verabreichte Testosteron wiederum keinen Einfluss. Skeptisch sollte uns auch stimmen, dass die Autoren der Studie die Stärke des behaupteten Zusammenhangs nicht genauer benannt haben. Dafür schaut man üblicherweise auf den sogenannten p-Wert der Studienergebnisse, der die Irrtumswahrscheinlichkeit angibt. Ist der p-Wert sehr klein, ist die Wahrscheinlichkeit, mit seiner Beobachtung dem Zufall aufzusitzen, gering. Ist der p-Wert jedoch größer als 5 %, wird

ihm aufgrund seines möglicherweise zufälligen Zustande-
kommens wenig Aufmerksamkeit gewidmet. „Statistisch signifikant" meint also einen p-Wert < 0,05. Auf der Suche nach
dem exakten p-Wert für die Behauptung „Testosteron macht
egoistisch" müssen wir aber leider feststellen, dass genaue
Angaben fehlen. So bleibt völlig offen, ob der berichtete Zusammenhang nun deutlich (p-Wert = 0,001) oder eher knapp
(p-Wert = 0,049) war.

Und welche Studie verschafft uns die Schlagzeile „Testosteron
macht misstrauisch"? Peter Bos und sein Team von der Universität Utrecht haben 12 Frauen im Durchschnittsalter von
20 Jahren jeweils 0,5 mg Testosteron unter die Zunge gelegt
und 12 weiteren Frauen ein Placebo verabreicht. Nun sollten
die Frauen auf einer Skala von -100 bis +100 bewerten, wie
vertrauensvoll verschiedene Gesichter unbekannter Menschen
auf sie wirkten. Am Ende waren die Frauen in der Testosterongruppe dann scheinbar misstrauischer.[105] Wie knapp die
Schlagzeile aber wirklich ist, verraten die sauber berichteten
Ergebnisse der Studie. Mit einem p-Wert von 0,044 ist der
behauptete Zusammenhang zwischen Testosteron und Misstrauen nämlich nur haarscharf statistisch signifikant. Ein
genauerer Blick in die Studie verrät außerdem, dass Testosteron anscheinend nur unter besonders vertrauensvollen Frauen
Misstrauen sät. Für dieses Ergebnis wurde die Studiengruppe
zusätzlich zwischen vertrauensvollen und vertrauenslosen
Frauen unterschieden. Jene, die von Anfang an ein geringeres
Vertrauen hatten, reagierten praktisch nicht auf das Testosteron. Aber auch bei den anfangs vertrauensvollen oder, wie
es in der Studie heißt, „sozial naiven" Frauen, hielten sich die
hormonellen Kollateralschäden in Grenzen. Das Vertrauens-
niveau sank insgesamt nur um fünf Prozent. So wenig über-
zeugend diese Ergebnisse sind, desto überraschender ist deren

Interpretation seitens der Autoren: „Testosteron wirkt direkt auf zwischenmenschliches Vertrauen und wappnet damit den modernen Menschen im Kampf um seinen Status und knappe Ressourcen. Das sei durchaus sinnvoll und spreche für die Fähigkeit zur rationalen Entscheidung." So klingt sie also, die Exhumierung des *homo oeconomicus*.

Nachtrag 1: Es muss noch geklärt werden, warum Verhaltensstudien vorzugsweise mit weiblichen Probanden arbeiten, obwohl Testosterontugenden wie Ehrgeiz, Durchsetzungswillen oder Risikobereitschaft doch vor allem für Männer gelten sollen. Die Begründung liegt in den höheren und stärker schwankenden männlichen Testosteronspiegeln. Diese sind nämlich experimentell weitaus schwieriger zu beeinflussen. So erlauben die sehr viel niedrigeren und stabileren Ausgangswerte bei Frauen einen messbaren und eindeutigen Anstieg des Testosteronspiegels, nur dass die daraufhin beobachteten Effekte praktischerweise auch gleich für Männer Gültigkeit besitzen.

Nachtrag 2: Leider muss auch die Hoffnung begraben werden, dass eine Frauenquote die testosteronbefeuerte Weltwirtschaftskrise verhindert hätte. Eine Studie unter 500 Wirtschaftsstudenten der Kellogg School of Management an der Northwestern University in den USA zeigte, dass sich Frauen mit steigendem Testosteronspiegel ebenfalls zunehmend risikofreudiger verhalten.[107] Wenn aber Frauen und Männer mit niedrigen Testosteronspiegeln ähnlich risikoscheu sind, wäre die Einführung einer Testosteronquote wohl die sinnvollste Maßnahme zur zukünftigen Krisenprävention.

Geh auf's Ganze –
mit Testosteron immer am Limit?

Auch die Schlagzeile „Mehr Testosteron als Verstand" behauptet eine wissenschaftliche Basis zu haben. So steigt der Testosteronspiegel in experimentellen Investmentspielen parallel zum finanziellen Risiko. Männer, die auf's Ganze gehen und die volle Spielsumme investieren, haben gleichzeitig die höchsten Testosteronspiegel.[104] Ein Zusammenhang, der sich auch außerhalb experimenteller Spielsituationen andeutet. Eine Untersuchung von 17 Londoner Börsenhändlern gelangte zu dem wahrsagerischen Ergebnis, dass der morgendliche Testosteronspiegel in der Lage ist, den späteren Tagesgewinn vorherzusagen.[108] Dazu hatten die Börsenhändler an acht aufeinanderfolgenden Arbeitstagen jeweils vor und nach der Hauptgeschäftszeit eine Speichelprobe zur Testosteronmessung abgegeben und ihre Tagesgewinne bzw. -verluste offengelegt. Dass die Börsenhändler mit hohen Testosteronspiegeln schließlich die höheren Gewinne erzielten, mag womöglich mit der gesteigerten Risikobereitschaft zusammenhängen. Denn hohe Testosteronspiegel korrelieren, übrigens bei Frauen wie bei Männern, mit riskanten Spielentscheidungen.[109]

Doch das entscheidende Wort lautet hierbei „Korrelation". Wie ein kritischer Begleitartikel zu der Börsenstudie richtig anmerkt, kann eine Korrelation zwar die Beziehung zwischen zwei Merkmalen oder Ereignissen beschreiben, aber deshalb muss es sich dabei noch längst nicht um einen kausalen Ursache-Wirkungs-Zusammenhang handeln.[110] So erklärt sich beispielsweise die berühmte Scheinkorrelation zwischen Eiscremeverzehr und Hautkrebs dadurch, dass an heißen Sommertagen mehr Eis gegessen wird UND viel Haut verbrennt. Vergleichbar vage sind die behaupteten Zusammenhänge zwischen Testosteron und männlichem Verhalten. Die Ergebnisse gehen kreuz und quer. Mal hat Testosteron nichts mit krankhafter Spielsucht zu tun[111], mal zeigen sich auch Männer mit niedrigen Testosteronspiegeln durchaus risikofreudig[112] und mal scheinen testosterondampfende Alphamännchen wiederum nicht so risikoblind zu sein, um unfaire Investmentangebote nicht erkennen und ablehnen zu können.[113] Unerwähnt darf auch nicht die erste Studie bleiben, die hohe (!) Testosteronspiegel mit risikoscheuem Verhalten in Zusammenhang bringt. Dabei wurden 78 männliche Collegestudenten zu ihrem Gesundheitszustand, der sexuellen Aktivität und ihrer Einstellung gegenüber Safer Sex befragt und gebeten, eine Speichelprobe zur Testosteronmessung abzugeben. Überraschenderweise befürworteten die Collegestudenten mit hohen Testosteronspiegeln die Benutzung von Kondomen und zeigten sich damit sexuell offenbar weniger risikofreudig.[114]

Um jedenfalls den Fehlschluss von Korrelation auf Kausalität zu verhindern, braucht es statt Beobachtungsstudien saubere Experimente. Nur so lässt sich der vermutete Einflussfaktor, in dem Fall Testosteron, genau festlegen und mögliche Störfaktoren kontrollieren bzw. ausschalten. Doch weil experimentelle Studien sehr langwierig, teuer und extrem aufwendig sind, warten viele spannende wissenschaftliche Fragen rund um die potenziellen Verhaltenseffekte von Testosteron auf eine saubere Beantwortung.

Umso bemerkenswerter ist die bisher konsequenteste Studie, in der 200 Frauen vier Wochen lang entweder Östrogen, Testosteron oder ein Placebo erhielten, um im Anschluss eine ganze Serie von Verhaltenstests durchzuführen. Aber egal welche Eigenschaften die Forscher untersuchten, das Ergebnis war immer dasselbe. Die Gabe von künstlichem Testosteron bzw. Östrogen zeigte keinen signifikanten Einfluss auf zwischenmenschliche Verhaltensweisen wie Fairness, Selbstlosigkeit,

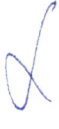

Risikoneigung oder Vertrauen.[115] Bei Männern sieht der aktuelle Stand der Wissenschaft ganz ähnlich aus[116], nur dass hier größere und sauber durchgeführte experimentelle Studien mit mehr als 10 Teilnehmern bislang gänzlich fehlen. Hinzu kommt, dass über Korrelationen oftmals in einer Weise berichtet wird, die eine direkte Kausalität suggeriert. Es gibt also eine ganze Reihe von Gründen, warum wir die bisherigen Studien mit Vorsicht genießen sollten. Wenn es überhaupt einen Zusammenhang zwischen Testosteron und Verhalten gibt, dann entsteht dieser entweder durch den sogenannten Publication Bias (positive Zusammenhänge werden bevorzugt veröffentlicht) oder er muss über andere Faktoren erklärt werden.[115] Zum Beispiel über das logische Denk- und Urteilsvermögen, das den potenziellen Effekt von Testosteron auf das Risikoverhalten nachweislich zu vermitteln scheint.[117]

Me, myself and I

Ist Testosteron also ein soziales Hormon? Die durchgeführten Studien zu dieser Frage füllen inzwischen ganze Bücher.[118] Wie wir gesehen haben, sind die Schlagzeilen dabei laut und vielfältig: Testosteron macht egoistisch, selbstbezogen, aggressiv und risikofreudig. Ein Leben auf der Überholspur, als asozialer Überzeugungstäter. So viel zum derzeitigen Renommee. Eine in der angesehenen Fachzeitschrift *Nature* veröffentlichte Studie stemmt sich nun gegen diese Rufschädigung. An der Universität Zürich ließen Christoph Eisenegger und seine Kollegen 121 junge Frauen um Geld feilschen, nachdem die eine Hälfte der Frauen 0,5 mg Testosteron und die andere Hälfte ein Placebo erhalten hatte. Vier Stunden später beobachteten die Forscher, wie fair es beim Spiel um die Geldangebote zuging. Dabei wurde ein bestimmter Geldbetrag verliehen und jede Probandin durfte entscheiden, wie viel sie an ihr Gegenüber abgab. Aber nur wenn diese das Angebot auch akzeptierte, bekamen beide das Geld. War das Angebot unfair und wurde abgelehnt, war also nicht nur das Geld weg, sondern auch noch der Ruf dahin („Abzockerin").

Der gängigen Meinung nach würde der Testosteronein-fluss, ungeachtet möglicher negativer Konsequenzen, eine aggressive, selbstbezogene und riskante Strategie begünstigen. Aber weit gefehlt, in der Testosterongruppe wurden sogar fairere Angebote unterbreitet als in der Placebogruppe.[119] Deshalb schlussfolgerten die Forscher, dass Testosteron nicht wie bisher angenommen[115] direkt auf das Verhalten wirkt, sondern eher die Sensitivität für den eigenen Status erhöht. Wie Testosteron dann ausgelebt wird bzw. welches Verhalten gewählt wird, um den eigenen Status zu sichern, hängt vom jeweiligen sozialen Umfeld ab. Dass heutzutage weniger pure Aggression als vielmehr kooperatives Verhalten den eigenen Status sichert, kann dabei also als gesellschaftliche Errungenschaft verbucht werden. In Folgestudien wurde dieser prosoziale Einfluss von Testosteron inzwischen auch bei Männern belegt.[120] Offenbar wählen Männer unter Testosteroneinfluss ebenfalls ehrlichere Spielstrategien.[121]

Wie stark der Glaube an die Übermacht der Hormone ist, stellten die Forscher fest, als sie die Frauen im Anschluss an das Experiment befragten, ob sie selber annahmen, Testosteron oder ein Placebo bekommen zu haben. Die Einzigen, die sich beim Geldspiel nämlich unfair verhalten hatten, waren jene Frauen, die *glaubten* Testosteron erhalten zu haben! Dieser dosisunabhängige Effekt zeigt, wie viel stärker die Vorurteile rund um die hormonelle Verhaltenssteuerung im Vergleich zur tatsächlichen biologischen Wirkung sind. Damit ist aber gar nicht Testosteron selbst der Übeltäter, sondern vielmehr sein schlechter Ruf. So überlebt der Mythos Testosteron scheinbar mühelos alle wissenschaftliche Anstrengungen, auch wenn Christoph Eisenegger und sein Team am Ende korrekt schlussfolgerten, dass die „Biologie scheinbar weniger Einfluss über das menschliche Verhalten hat als psychologische oder soziale Faktoren".[119]

Mitte – Oben – Unten: Testosteron auf der sozialen Leiter

Um besser zu verstehen, welche Rolle Testosteron beim sozialen Status und der persönlichen Stellung innerhalb einer Gesellschaft spielt, stelle ich Ihnen nun Robert Sapolsky vor, Professor für Neurowissenschaften an der renommierten Stanford University in den USA. Sapolskys gesamtes Forscherleben dreht sich um die Frage, wie und unter welchen Bedingungen Stress der Gesundheit schadet. Dazu reiste er über viele Jahre hinweg jeden Sommer für jeweils drei Monate nach Tansania, um im afrikanischen Staub der Serengeti das Verhalten von Pavianen zu studieren. Dieser außerordentliche Wissenschaftseifer macht sein Buch „Mein Leben als Pavian – Erinnerungen eines Primaten" äußerst unterhaltsam. Auf die Frage, warum er nun seit mehr als 20 Jahren ausgerechnet in der afrikanischen Savanne Paviane beobachtet, antwortet Sapolsky[122]: „Diese Affen leben in einer derart günstigen Umwelt, dass sie nur drei oder vier Stunden am Tag arbeiten müssen, um ihren Kalorienbedarf zu decken. Den Rest der Zeit können sie damit verbringen, sich gegenseitig das Leben schwer zu machen. Deshalb sind sie ein ganz gutes Modell für unsere westlichen Gesellschaften."

Außerdem hat das streng hierarchische Zusammenleben der Paviane gewisse Parallelen zu menschlichen Gesellschaften. Um einen hohen Rang zu erobern, muss ein Affe aggressiv sein und kämpfen. Zur Verteidigung der Spitzenposition braucht es dann jedoch vor allem politisches Geschick und soziale Intelligenz. Welche Rolle Testosteron bei diesen sozialen Aufstiegskämpfen spielen könnte, erforschte Sapolsky anhand von Pavianblutproben. Neben dem erwarteten Befund, dass soziale Rangkämpfe vor allem Stress bedeuten, der auf den unteren Hierarchierängen sogar lebensverkürzend wirkt[123], lautet das überraschendste Ergebnis dieser einmaligen Daten, dass es kein Ergebnis gab. Denn egal, ob der Testosteronspiegel bis zu 80 % unter dem Durchschnittswert lag oder zweifach darüber, die Paviane zeigten durchweg vergleichbare Aggressionslevel. Sapolsky konnte also keinen Zusammenhang zwischen Testosteron und aggressivem Verhalten feststellen.[124]

Um seine Beobachtungen zu erhärten, führte Sapolsky folgendes Experiment durch: Man nehme fünf Affen auf den Hierarchiestufen 1 bis 5. Die zwei Affen auf Rang 1 & 2 dürfen in der Sonne sitzen, haben bevorzugten Nahrungszugang und können unter den Weibchen frei wählen. Affen auf Rang 4 & 5 genießen keine dieser Privilegien. Der Affe auf Rang 3 bekommt schließlich eine künstliche Testosterondosis. Nun, was glauben Sie, auf welchen Rang wird sich dieser Affe hochkämpfen? Wäre Testosteron wirklich der entscheidende Motor des sozialen Aufstiegs, müsste die Extradosis künstlichen Testosterons ja einen entsprechenden Hierarchieaufstieg bewirken. Tatsächlich verblieb der Affe aber unverändert auf Rang 3, mit dem einzigen Unterschied, sich gegenüber seinen zwei Kollegen auf Rang 4 & 5 nun wie ein echter „Affenarsch" zu benehmen.[124]

Dass sich der Testosteronspiegel auch zwischen den Affen auf Rang 1 & 2 nicht unterscheidet, lässt vermuten, dass der Karriereturbo namens Testosteron auch auf den oberen Rängen verpufft.[125] Und obwohl das Alpha-Männchen getreu dem Motto „The winner takes it all" sämtliche Vorzüge genießen darf, hat sein Platz an der Sonne doch einen Haken. Die ständige Verteidigung der Topposition, die Bewachung der Weibchen und die permanente Angst vor dem Statusverlust treiben den Stresspegel in die Höhe. So leidet das Alpha-Männchen am Ende unter dem höchsten Stresshormonspiegel der gesamten Gruppe, mit all seinen negativen gesundheitlichen Konsequenzen.[126] Chefsein ist also auch unter Pavianen stressiger als gedacht. Aber vielleicht ist der Posten des Alpha-Männchens ja sowieso bloß was für Rudeltiere.

Auf Grundlage dieser und vieler weiterer Einsichten bezweifelt Sapolsky unterm Strich, dass allein überschießendes Testosteron den Menschen zu dem macht, was er ist. Die Frage nach der Übertragbarkeit seiner Forschungsergebnisse beantwortet er entsprechend vieldeutig: „Es kann Kulturen und Situationen geben, in denen Menschen sich ähnlich verhalten wie Paviane, sie können sich aber auch ganz anders verhalten." Zwar lassen sich auch bei hochrangigen Orchestermusikerinnen höhere Testosteronspiegel finden[127], aber anders als bei Pavianen zählt für den Menschen mehr als nur seine Stellung innerhalb einer einzigen Hierarchie. Ausschlaggebend ist vielmehr eine Kombination des sozialen Ansehens in verschiedenen Lebensbereichen inklusive finanziellem Wohlstand. Forscher sprechen dabei vom sogenannten sozio-ökonomischen Status. Die legendäre Whitehall-Studie hat dazu schon vor über 20 Jahren gezeigt, dass Personen mit einem niedrigen sozioökonomischen Status häufiger erkranken und früher sterben.[128]

Dass sich soziale Umgebung, Statusposition, Machtausübung und Testosteronspiegel letztlich wechselseitig beeinflussen[129], belegen auch Ergebnisse einer Studie der Universität Potsdam. Dabei wurden 66 junge Männer nach dem Ausmaß ihres

Machtstrebens befragt, um anschließend paarweise Lern-spiele gegeneinander zu spielen. Überraschenderweise stieg der Testosteronspiegel aber nicht bei allen Gewinnern, sondern nur bei jenen mit einer hohen Machtmotivation. Siegern mit einem geringeren Machtinteresse ging es nicht anders als den Verlierern: Der Testosteronspiegel blieb unverändert. Über die biologischen Hintergründe des Testosteronbonus können die Forscher allerdings nur spekulieren. Weil sich in den nächs-ten Spielrunden zeigte, dass die machtmotivierten Gewinner ihre Erfolgsstrategie besonders gut erfassten, wird vermutet, dass Testosteron das unbewusste Lernen unterstützen könnte. So wie eine hungrige Maus bei der Futtersuche nützliche Ver-haltensweisen besonders gut erinnert, lernen vielleicht auch Machtmenschen besonders gut, wie sie auf andere wirken können, und werden dafür mit einer Extraportion Testosteron belohnt.[130] Am Ende wird einem jedenfalls ganz schwindelig, auf welche Weise, zu welchem Zeitpunkt und durch welche Vielzahl von Umständen Testosteron menschliches Verhalten beeinflussen soll. Kombiniert mit der medialen Aufmerksam-keit, die Testosteron dabei oft genießt, möchte ich deshalb eine neue Schlagzeile für das Wunderhormon vorschlagen: „Testos-teron beeinflusst die Gesellschaft."

Zeig mir deine Hand und ich sag dir, wie viel Testosteron du hast

Es folgt der praktische Teil dieses Buches. Schauen Sie dazu bitte einmal auf Ihre ausgestreckte rechte Hand. Der männ-liche Leser wird entdecken, dass sein Ringfinger länger ist als der Zeigefinger (4 > 2). Als Leserin werden Sie höchstwahr-scheinlich entdecken, dass das Verhältnis genau umgekehrt ist. Ihr Zeigefinger ist länger als der Ringfinger (2 > 4). Dahinter steckt aber kein Zaubertrick, sondern Mutter Natur bzw. hormonelle Einflüsse im Mutterleib. Stark vereinfacht gesagt, bewirkt Testosteron im Mutterleib ein männliches Fingerlängenverhältnis, während der Östrogeneinfluss eher ein weibliches Fingerlängenverhältnis prägt. Jedenfalls begleitet uns diese hormonelle Signatur der Geschehnisse im Mutterleib ein Leben lang. Dieser Zusammenhang konnte kürzlich erstmals experimentell belegt werden. Nachdem Forscher nämlich die Testosteronrezeptoren von Mäuseembryonen blockierten, um so die Testosteronaufnahme zu verhindern, bildeten sich daraufhin weibliche Mäusepfoten mit verhältnismäßig langen Zeigefingern. Verabreichten die Forscher hingegen zusätzliches Testosteron, entstanden bei beiden Geschlechtern dominante Ringfinger. Andersherum führte eine zusätzliche Dosis Östrogen zur Ausbildung typisch weiblicher Pfoten.[131]

So weit der gesicherte Stand der Wissenschaft. Die Zauberei beginnt erst bei dem Versuch, das Fingerlängenverhältnis mit bestimmten Charaktereigenschaften oder Erkrankungen in Verbindung zu bringen. So abwegig es auch klingt, aber das Verhältnis von Zeige- zu Ringfinger („2D:4D digit ratio") wurde allein 2014 in über 60 Fachartikeln thematisiert. Darunter finden sich allerlei amüsante, aber auch widersprüchliche Zusammenhänge. Neben der potenziellen Begabung von Frauen mit männlichem Fingermuster (4 > 2) für Fußball, Tennis oder Laufsportarten[132] soll das Fingerlängenverhältnis angeblich auch Erkrankungswahrscheinlichkeiten für Depression, Herzinfarkt oder Brustkrebs beeinflussen und die sexuelle Orientierung, Musikalität, Gesichtsform, Zeugungsfähigkeit und das Aggressionspotenzial prägen[133]; oder eben auch nicht.[134, 135] Richtig problematisch wird es aber erst, wenn das Fingerlängenverhältnis als direkter Hinweis auf den Testosteronspiegel in der Gebärmutter dienen soll. Der Rückschluss vom Fingerlängenverhältnis auf die Höhe des frühkindlichen

Testosteronspiegels würde dann nämlich bedeuten, dass die oben genannten Zusammenhänge schon vorgeburtlich festgelegt wären. Aber kann eine Testosteronmarinierung im Mutterleib überhaupt zu so einschneidenden und lebenslangen Prägungen führen wie uns die Fingerlängenforschung weismachen möchte?

Weil eine direkte Testosteronmessung im Blut des Fötus praktisch unmöglich ist, wäre die Testosteronmessung im Blut der Mutter oder im Fruchtwasser eine methodische Alternative. Nur leider bietet diese wenig Gewissheit über den tatsächlichen Testosteronspiegel im Blut des Fötus, ist technisch äußerst anspruchsvoll und erhöht obendrein das Risiko einer Fehlgeburt.[136, 137] Darüber hinaus ist die Beziehung zwischen dem Testosteronspiegel im Fruchtwasser und im Blut des Fötus alles andere als eindeutig; ganz zu schweigen von dessen unterschiedlichen Wirkungen.[138] Entsprechend groß ist die Hoffnung der Forscher, mit der Fingerlänge einen verlässlichen Marker zur Schätzung frühkindlicher Testosteronspiegel entdeckt zu haben. Die Annahme dabei lautet, dass je länger der Ringfinger im Verhältnis zum Zeigefinger ausfällt, desto mehr Testosteron umspülte den Fötus in den ersten zwölf Schwangerschaftswochen. Nur leider muss diese Annahme nach inzwischen mehr als 100 Studien verworfen werden.[139] Wenn wir aber nicht sicher sein können, ob oder wie Testosteron die Fingerlänge beeinflusst[140], gerät der Zirkelschluss vom Fingerlängenverhältnis, über frühkindliche Testosteronspiegel, auf Charaktereigenschaften und Verhaltensstil schnell zur Quadratur des Kreises.[141]

Umso erstaunlicher sind die neuesten Entdeckungen der Fingerlängenforschung: Medizinstudenten mit langen Ringfingern schneiden beim Examen besser ab[142], Frauen mit langen Ringfingern haben einen besseren Orientierungssinn[143], Männer mit langen Ringfingern produzieren mehr Spermien[144] und haben, na klar, den längeren Penis. In Vorbereitung auf eine urologische Operation haben 144 koreanische Männer zugestimmt, nicht nur ihre Fingerlängen unter Narkose messen zu lassen, sondern auch die Penislänge. Methodisch äußerst sauber wurden Finger- und Penislänge von jeweils zwei unabhängigen Wissenschaftlern erhoben. So lässt sich ausschließen, dass die Messung des einen Merkmals (Fingerlänge) die Messung des anderen Merkmals („Was hat der denn für einen langen ...") beeinflusst. Am Ende korrelierte die Länge des gestreckten Penis tatsächlich mit der Länge des Ringfingers (je länger X, desto länger Y). Bei der Länge des schlaffen Penis war jedoch die Körpergröße entscheidender als die Fingerlänge.[145] Diese Art wissenschaftlichen Eifers beschränkt sich übrigens nicht nur auf Fingerlängen. Auch das Vorurteil, dass Männer mit großen Füßen darüber hinaus üppig ausgestattet seien, hält der wissenschaftlichen Überprüfung nicht stand. Nachdem Ärzte des St. Mary Hospital in London selbst Hand anlegten, um bei 104 Männern die maximale Streckung des Penis zu vermessen, zeigte sich kein statistisch signifikanter Zusammenhang zwischen der mittleren Penislänge von 13 cm und der Durchschnittsschuhgröße 43.[146]

Rund um die Fingerlängenforschung dürfte es auch in Zukunft jedenfalls nicht langweilig werden. Zuverlässig produziert der Wissenschaftsbetrieb stets neue Zusammenhänge. Oder warum sollten Börsenhändler mit langen Ringfingern keine höheren Langzeitgewinne erzielen und sich länger im Beruf halten als Kollegen mit kurzen Ringfingern?[147] Der Eindruck täuscht nicht, das Strickmuster ist immer dasselbe: Lange Ringfinger bedeuten hohe Testosteronspiegel im Mutterleib und stehen somit für risikobereite Erwachsene, die vor Durchsetzungskraft, Ausdauer und Zuversicht strotzend zum Erfolg streben. Vielleicht ist die Geschichte einfach zu verführerisch, um nicht ständig neu erzählt zu werden.

Du bist dein Testosteronspiegel, oder nicht?

Männer denken in Systemen, Frauen erfassen die Welt mithilfe der Empathie. Ein Mann fragt: Wie funktioniert das? Eine Frau fragt: Wie fühlt es sich an? Das war schon immer so und wird auch immer so bleiben, weil unsere Gehirne bereits im Mutterleib unterschiedlich programmiert wurden, sagt der Psychiater Simon Baron-Cohen von der Universität Cambridge in Großbritannien.[148] Und wer soll da was programmieren? Na klar, die Höhe des Testosteronspiegels im Mutterleib legt die geschlechtsspezifische Prägung bereits vor der Geburt fest. Mädchen lächeln mehr, Jungs interessieren sich eher für Objekte; Mädchen plappern mehr, Jungs beobachten Baustellen; Mädchen spielen gemeinsam mit Puppen, Jungs allein mit Lego. Aber wenn das alles angeborene, hormongesteuerte Geschlechtsunterschiede sein sollen, stellt sich die Frage, ob ein winziges bisschen mehr oder weniger eines einzigen Hormons tatsächlich genügt, um so komplexe Dinge wie Sozialverhalten oder Sprachvermögen vorgeburtlich lebenslang festzulegen.

Tatsächlich ist die These von den angeborenen Biodifferenzen gleich aus zwei Gründen höchst problematisch, wenn nicht sogar polemisch, denn sie setzt nicht nur eine unveränderliche Hardware, sondern auch eine unveränderliche Software voraus. Die Annahme einer unveränderlichen Hardware widerlegen neueste Forschungserkenntnisse, die zeigen, dass unser Gehirn im ständigen Kontakt mit der Umwelt geformt wird. „Plastizität" lautet der Fachbegriff für diese phänomenale Fähigkeit des menschlichen Gehirns, sich an neue Umweltreize, Aufgaben oder gezieltes Training anatomisch anpassen zu können. Das lässt sich bei Konzertpianisten ebenso beobachten wie bei Tennisprofis oder Schachspielern. Denn unsere Hardware ist durchlässiger und viel stärker wandelbar als bisher angenommen. Die Auffassung einer entwicklungs-biologischen Einbahnstraße, von genetischer Anlage, über Hormone bis zum Gehirn, gilt jedenfalls als überholt. Als Pro-dukt unserer physischen, sozialen und kulturellen Umgebung entsteht das persönliche Verhalten, Denken und Auftreten zu einem gewissen Teil jeden Tag neu.[149] Daher lautet das Motto *use it or lose it*, denn ungenutzte Potenziale verkümmern bei Nichtgebrauch jämmerlich. So ist die Entdeckung dieser Plas-tizität mehr als eine wissenschaftliche Revolution – es ist eine kulturelle Revolution, die gerade erst begonnen hat.[150] Ge-rade deshalb findet es nicht nur Cordelia Fine in ihrem Buch *Die Geschlechterlüge* beängstigend, wenn man „zum Thema männliches und weibliches Gehirn offenbar jeden beliebigen Blödsinn behaupten kann (Frauen haben quasi eine achtspu-rige Gefühlsautobahn und Männer nur eine Landstraße) und sofort mit Veröffentlichungen in namhaften Zeitungen und Fachzeitschriften und oberen Rängen in Sachbuch-Bestseller-listen belohnt wird".

Dabei ist der Versuch, Verhaltensunterschiede zwischen Frauen und Männern anhand biologischer Merkmale zu erklä-ren, schon so alt wie die Menschheit. Eigentlich wurde neben Fingerlängen und Testosteronspiegeln schon so ziemlich alles vermessen und verglichen, was der menschliche Körper zu bie-ten hat. Die Kopfform, das Ausmaß des Kiefervorsprungs, das Hirngewicht (Männerhirne sind etwa 10 % schwerer), die Größe verschiedener Hirnregionen oder die Breite des Hirn-balkens. Die Geschichte der Wissenschaft kennt viele frägli-che Versuche aus anatomischen Unterschieden weibliche und männliche Verhaltensmuster ableiten zu wollen. Moderne Untersuchungsmethoden sorgen dabei zuverlässig für stets neue Biodifferenzen. Eine der spektakulärsten Entdeckungen der jüngeren Vergangenheit verkündete Craig Bennett von der University of California in den USA. Während er einem toten Supermarktlachs verschiedene Bilder von fröhlichen, ängstlichen oder wütenden Menschen präsentierte, registrierten modernste Bildgebungsverfahren bzw. Gehirnscanner die neuronale Aktivität. Dass der tote Fisch laut Datenlage tatsächlich emotionale Regungen zeigte, wäre zwar durchaus ein nobelpreisverdächtiges Ergebnis gewesen, aber Bennett ging es vielmehr um ein anschauliches Beispiel dafür, dass bahnbrechende wissenschaftliche Erkenntnisse manchmal auch nur reine Zufallsprodukte oder sogenannte Streusignale sein können – so auch in diesem Fall.[151] Um Gefühlsausbrüchen eines toten Supermarktlachses oder anderen Zufallsbefunden nicht auf den Leim zu gehen, ist daher die Replikation, also der Versuch vorherige Sensationsergebnisse in unabhängigen Studien zu wiederholen, der zentrale Selbstreinigungsmechanismus der Wissenschaft. Denn selbst ein statistisch signifikantes Ergebnis deutet zunächst nur auf die Möglichkeit eines tatsächlich existierenden Zusammenhangs hin.

Ähnlich problematisch ist die Annahme einer angeborenen, unveränderlichen Software. Bei dem Versuch, die angeblich hormongesteuerten Verhaltensunterschiede zwischen Frauen und Männern wissenschaftlich zu belegen, stieß der Testosteronforscher James Dabbs daher schnell an seine Grenzen. Zwar rühmt er in seinem Buch *Testosteron und Verhalten* einleitend die erschlagende Beweiskraft zum Einfluss von Testosteron auf das männliche Verhalten, aber nur drei Seiten später folgt der Offenbarungseid: „Testosteron ist wie die Wettervorhersage – man bekommt so eine ungefähre Idee, was passieren könnte, aber vieles bleibt offen."[118]
Wie flexibel die Natur in Bezug auf Hardware und Software tatsächlich ist, lehrt uns die überraschende Aufteilung

der Geschlechterrollen des afrikanischen Grillkuckucks. Es ist das Weibchen, das große Territorien erobert und diese aggressiv verteidigt, um Männchen buhlt und Konkurrentinnen vertreibt, Besitztümer lautstark durch anhaltenden Gesang verkündet und sich mit bis zu drei Männchen paart. Das Ausbrüten und Aufziehen des Nachwuchses hingegen übernimmt allein das Grillkuckuck-Männchen, während das Weibchen weitere Eier für eines ihrer anderen Männchen legt oder noch mehr Verehrer zu gewinnen versucht. Na, wie klingt das? Nach testosterondampfendem Machogehabe? Letztendlich praktiziert der Grillkuckuck nicht weniger als den kompletten Rollentausch der Geschlechter. Tatsächlich übernehmen Weibchen in einer ganzen Reihe von Tierarten, mit so klangvollen Namen wie Wilsonwassertreter oder Drosseluferläufer, klassisch männliche Verhaltensweisen und Aufgaben wie Partnerwerbung, Balzverhalten, Reviersuche und Verteidigung. Nur wie bewerkstelligt das Weibchen den Rollentausch? Dank überschießender Testosteronspiegel? So einfach scheint die Antwort nicht zu sein, denn trotz vertauschter Geschlechtsrollen pflegt der afrikanische Grillkuckuck das herkömmliche Testosteronmuster: hohe Werte bei den Männchen und niedrige Werte bei den Weibchen. Aber was treibt das Grillkuckuck-Weibchen dann zu diesem „eigenartigen" Verhalten?

Um dem Geheimnis auf die Spur zu kommen, untersuchten Wissenschaftler vom Max-Planck-Institut für Ornithologie in Starnberg die Testosteronrezeptoren des Grillkuckucks. Dabei entdeckten sie, dass die Grillkuckuck-Weibchen, anstatt einfach die Testosteronproduktion zu erhöhen, in bestimmten Gehirnbereichen mehr testosteronbindende Rezeptoren bilden als die Männchen. Mit diesem wirkungsvollen Trick reagiert das Grillkuckuck-Weibchen viel sensibler auf die geringen Mengen Testosteron in ihrem Blut und kann somit ein erstaunlich männliches Verhalten an den Tag legen, ohne die eigene Fortpflanzungsfähigkeit durch hohe Testosteronspiegel zu gefährden.[152] Bei anderen Vogelarten übernehmen die Weibchen aber nicht nur typisch männliche Verhaltensweisen, sondern auch gleich deren physische Merkmale wie Körperbau, Gewicht oder Gefiederfärbung.[153] Das Beispiel des Grillkuckuck-Weibchens zeigt jedenfalls deutlich, dass Testosteron und Rezeptor bei der biologischen und sozialen Wirkung des Hormons untrennbar miteinander verbunden sind. Offensichtlich können Weibchen also genauso gute Männchen sein. Damit behält der Testosteronforscher James Dabbs am Ende recht. Der ausschließliche Blick auf den Testosteronspiegel lässt tatsächlich einiges offen.

Im Kreisverkehr Vorfahrt beachten

Damit ist man(n) weniger testosterongesteuert und lebenslang auf Porsche, Big Mac und Billy-Boy-Großpackungen festgelegt als gedacht. Die unterstellte biologische Einbahnstraße, vom Testosteronspiegel direkt auf das Verhalten zu schließen, bekommt wenig wissenschaftliche Rückendeckung. Im Gegenteil, wir beginnen gerade erst zu verstehen, wie sensibel der Hormonhaushalt selbst auf feinste Umwelteinflüsse reagiert. Offensichtlich beeinflussen unterschiedlichste Handlungen, Erlebnisse und Verhaltensweisen den Testosteronspiegel ebenso stark, wie dieser auf das soziale Umfeld zurückwirken kann. Daher gilt, Augen auf im Kreisverkehr.

Zum Beispiel haben visuelle Eindrücke messbare Effekte auf den Testosteronspiegel. Lustige, aggressive und erotische Filme erhöhen den Testosteronspiegel, während die Dokumentation einer Zahnoperation oder ein trauriger Film eher das Gegenteil bewirken.[154, 155] Selbst die Videoaufnahme eines siegreichen Spiels treibt Hockeyspielern den Testosteronspiegel in die Höhe.[156] Aber auch akustische Reize hinterlassen hormonelle Spuren. In einer experimentellen Studie mit 88 Studenten senkte das Musikhören bei den Männern den Testosteronspiegel, während dieser bei den Frauen anstieg.[157] Leider macht die Studie keine Angaben zum Genre der eingespielten Musik. Ob Mozart, Rammstein oder Britney Spears die männlichen Testosteronspiegel in den Keller trieb, bleibt offen.

Umso besser sind die hormonellen Kollateralschäden beim Spiel um das runde Leder erforscht. Im Rahmen der Fußball-Weltmeisterschaft 2010 haben Wissenschaftler der Universität Valencia und Amsterdam 50 Fußballfans während des Finalspiels zwischen Spanien und den Niederlanden untersucht.[158] Dabei beobachteten sie, dass die Testosteronspiegel während des Fußballspiels, bei Männern wie bei Frauen, ein knappes Drittel höher lagen als an einem fußballfreien Tag. Interessanterweise spielte der Ausgang der Partie hormonell keine weitere Rolle. Nur die leidenschaftlichen Fußballfans mobilisierten die höchsten Stresshormonpegel. Ansonsten hatte der WM-Sieg der Spanier keinen Einfluss auf den Testosteron- oder Cortisolspiegel. Aber wo wir gerade bei König Fußball sind. Testosteron könnte sogar das Geheimnis des ominösen Heimvorteils lüften. Etwa eine Stunde vor Beginn des Heimspiels steigt der Testosteronspiegel um durchschnittlich 50 %, während der Anstieg bei Auswärtsbegegnungen nur bei 20 % liegt. Geht es zu Hause gegen einen Erzrivalen zur Sache, steigt der Testosteronspiegel sogar um 67 %.[159] Vor Heimspielen zeigen Fußballer also deutlich höhere Testosteronspiegel als vor Auswärtsspielen. Mit so viel Testosteron im Blut macht es dann auch keinen Sinn, aus Konditionsgründen Enthaltsamkeit zu predigen. Das wusste der ehemalige Mannschaftsarzt der Bayern schon in den 70er-Jahren. Er sagte: „Die würden am liebsten dreimal täglich und möglichst noch eine halbe Stunde vor dem Spiel." Ob die testosteronbefeuerte Verteidigung des eigenen Territoriums auf evolutionäre Überlebensinstinkte zurückgeht, wird derzeit noch diskutiert.[160] Sicher ist nur, dass anscheinend auch Testosteron dazu beiträgt, dass es keinen schöneren Sieg gibt als den Heimsieg.

Noch stärker aber als visuelle oder akustische Reize wirken unmittelbare Erfahrungen. So erhöhen die sinnlichen Bewegungen und Berührungen beim Tangotanz den Testosteronwert genauso (und senken den Stresshormonspiegel)[161], wie die Speichelproben von Sexklub-Besuchern verraten, dass die Testosteronpumpe bei „Teilnehmern" weitaus stärker anspringt (+72 %) als bei Zuschauern (+11 %).[162]

In der Gesamtschau machen diese Zusammenhänge deutlich, dass die Regulation zwischen Verhalten und Testosteron (bzw. Testosteron und Verhalten) keine Einbahnstraße, sondern eher ein Kreisverkehr ist.[163] So steht das gesamte Hormonsystem inklusive Testosteron in Echtzeit-Interaktion mit unendlich vielen, alltäglichen Umwelteinflüssen. Womit wir wieder beim Ausgangspunkt des Buches wären. Hormone sind Botenstoffe, die Umweltreize aufnehmen, in biochemische Signale übersetzen und somit vielfältigste Körperfunktionen beeinflussen, die ihrerseits auf den Hormonhaushalt zurückwirken. Weil es sich bei diesem Kreisverkehr aber im Grunde um ein bewegliches Ziel handelt, ist es so schwer, wenn nicht gar unmöglich, das genaue Ausmaß der angeblichen Testosteronsteuerung festzulegen.

Testosteron unter der Glockenkurve

Mit der Bemerkung, dass „unterschiedliche Männer unterschiedliche Testosteronspiegel haben" trifft der Testosteronforscher James Dabbs erneut ins Schwarze.[118] So simpel diese Aussage zunächst klingen mag, die Wahrheit ist, dass die überwiegende Mehrzahl der Männer ihr Leben mit durchschnittlichen Testosteronspiegeln verbringt. Ein Blick auf den alten Zehn-Mark-Schein verrät uns warum. Denn neben dem alten Carl Friedrich Gauß, dessen Blick genügsam in die Ferne schweift, ist die vom ihm mathematisch beschriebene Glockenkurve aufgedruckt. Auch wenn diese in der Zwischenzeit als intellektueller Betrug in Verruf geraten sein mag[164], an dieser Stelle ist sie mehr als hilfreich. Denn die Glockenkurve lenkt den Fokus auf das Häufige, Übliche und Normale, während Ausreißer eher die Ausnahme bleiben. So gibt es zwar einige Männer mit sehr hohen oder sehr niedrigen Testosteronspiegeln, aber für den größten Teil der Männerschaft konzentrieren sich die Testosteronspiegel um den Durchschnitt herum. Deshalb ist der Einfluss extremer Testosteronspiegel auf die Gesamtheit aller Männer und deren Verhalten eher vernachlässigbar. Zugegeben, das klingt wenig spektakulär. Aber diese wissenschaftliche Nüchternheit könnte Testosteron zukünftig davor bewahren, immer wieder eindimensional vereinfachten Welterklärungen („Testosteron macht ...") zum Opfer zu fallen.

Dass die Wissenschaft es trotzdem immer wieder schafft, zum Thema Testosteron und männliches Verhalten eingängige Schlagzeilen zu produzieren, liegt am „Gesetz der großen Zahlen". Dieses Gesetz besagt, dass ein Studienergebnis umso zuverlässiger wird, je größer eine Stichprobe ausfällt. Wenn eine Studie nur 20 Männer untersucht – und viel größer sind die meisten hormonellen Verhaltensstudien tatsächlich nicht –, ist die Wahrscheinlichkeit eines falschen Zusammenhangs höher als bei einer Stichprobe von 1000 oder mehr Teilnehmern. Die Schlagzeile „Männer parken besser ein als Frauen" stammt zum Beispiel aus einer Studie der Ruhr Universität Bochum mit nur 65 Teilnehmern.[165] Dank der Geschichte vom toten

Supermarktlachs im Hinterkopf können wir nun erahnen, dass kleine Fallzahlen dem Zufall Tür und Tor öffnen. Denn je kleiner die Stichprobe, desto wahrscheinlicher sind sensationelle Zufallsbefunde.[166] Überprüfen wir die Behauptung, dass Männer besser einparken als Frauen, anhand einer größeren, unabhängigen Folgestudie, wendet sich das Blatt sogar. Bei der Auswertung von 2500 Einparkmanövern erzielten Frauen sogar eine höhere Punktzahl (13,4 von 20 möglichen Punkten) als Männer (12,3 Punkte). Am Ende parken Männer also nicht besser oder schlechter als Frauen ein, sondern einfach nur anders. Eher quick and dirty statt überlegt und präzise.

Aber nicht nur die Stichprobengröße, auch die methodische Qualität kann Sensationsmeldungen schmälern. Zum Beispiel: „Frauen sind sprachlich begabter und Männer haben eine bessere Orientierung." Obwohl sich diese Behauptungen auf wissenschaftliche Studien stützen, können methodische Schwächen deren Aussagekraft mitunter erheblich einschränken. Hinzu kommt, dass der trügerische Eindruck glasklarer Zusammenhänge oft nur durch den Publication Bias entsteht, der dafür sorgt, dass ergebnislose Studien schlichtweg nicht veröffentlicht werden.[167] Überprüfen wir die Schlagzeile also anhand einer methodisch sauberen Studie. Wären Frauen tatsächlich sprachlich begabter, müsste eine Testosterongabe nicht nur die weibliche Sprachgewandtheit und den Ausdruck vermindern, sondern auch die räumliche Wahrnehmung und Orientierung verbessern. Doch weit gefehlt, eine klinische Studie bei 200 gesunden Frauen zwischen 50 und 65 Jahren konnte keinen der behaupteten Effekte belegen.[168]

Dass von den vielen zugespitzten Ergebnissen und Schlagzeilen nur wenige übrig bleiben, sollte uns warnen, lieber nach Begründungen zu suchen, warum ein beobachteter Zusammenhang *nicht* auf dem Zufall beruht, anstatt einfach nur statistischer Signifikanz hinterherzujagen.[169] Ohnehin ist es den verborgenen Sachzwängen des Wissenschaftsbetriebs geschuldet, dass die meisten publizierten Forschungsergebnisse eher falsch als richtig sind.[170] So kam schon Mark Twain zu dem Schluss, dass es drei Arten von Lügen gibt: „Lügen, verdammte Lügen und Statistiken." Und selbst wenn es statistisch signifikante Differenzen zwischen *der d*urchschnittlichen Frau und *dem* durchschnittlichen Mann gibt, dürfen wir nicht vergessen, dass sich bestimmte Eigenschaften von Frau zu Frau bzw. von Mann zu Mann wesentlich stärker unterscheiden können als zwischen den Geschlechtern. Eine systematische Auswertung der gesammelten Erkenntnisse zu 46 (!) verhaltensbezogenen Geschlechterunterschieden zeigte letzten Endes jedenfalls deutlich, dass die Ähnlichkeiten zwischen Frauen und Männern in fast allen Bereichen sehr viel größer sind als die Unterschiede.

Testosteron
und
Männergesundheit

Risikofaktor Mann

Der Aufstieg männlicher Testosteronspiegel zum Biomarker für Männergesundheit begann inmitten des Wendetaumels der frühen 90er-Jahre. Mit der nahenden Einsicht, dass einige Landschaften kräftiger blühen werden als andere, wurden gleichzeitig erhebliche Unterschiede im Gesundheitszustand und der Lebenserwartung zwischen Ost- und Westdeutschland deutlich. Selbst innerhalb Ostdeutschlands offenbarte sich ein Nord-Süd-Gefälle bei der Lebenserwartung, sodass am Ende klar war: Im Nordosten der Bundesrepublik sterben die Menschen am frühsten.[171]

Über die Ursachen dieses Sterbemusters herrschte jedoch weitestgehend Unklarheit. Einige Gesundheitswissenschaftler verdächtigten „die hohe Prävalenz gesundheitsrelevanter Risikofaktoren", andere sprachen direkt vom *Morbus Mecklenburg.* Tatsächlich hatten die drei Nordbezirke Rostock, Schwerin und vor allem Neubrandenburg schon zu DDR-Zeiten aufgrund der hohen Verkehrs- und Alkoholsterblichkeit die geringste Lebenserwartung des damaligen Staatsgebiets. Somit kursierten zwar verschiedene Ansätze zur Erklärung des beobachteten Lebenserwartungsunterschieds, aber wirklich belastbare Daten gab es zu diesem Zeitpunkt nicht. Das war die Geburtsstunde der Greifswalder Gesundheitsstudie „Leben und Gesundheit in Vorpommern", auch bekannt als SHIP-Studie (Study of Health in Pomerania). Mit dem Ziel, die komplexen Zusammenhänge zwischen Lebensstil, Risikofaktoren und klinischen Erkrankungen zu ergründen[172], startete 1997 die umfassende Untersuchung der dort beheimateten

„Risikopopulation".[173] Zunächst sind 4308 Vorpommern im Alter zwischen 20 und 79 Jahren umfassend untersucht worden. 5 bzw. 10 Jahre später wurden dieselben Probanden zu einer erneuten Untersuchung eingeladen. Inzwischen läuft die 15-Jahres-Nachuntersuchung, die Diagnostik wurde um innovative Methoden wie Atemgasanalyse, Ganzkörper-MRT oder Body-Scanner erweitert und etwa weitere 4400 Vorpommern konnten für eine Erstuntersuchung in der neuen SHIP-TREND-Studie gewonnen werden.[174]

Auf Grundlage dieses mächtigen Datenschatzes bestätigte sich der Verdacht, dass die Vorpommern tatsächlich am schlechtesten dran sind. In Fachpublikationen reden Epidemiologen von der „Bestätigung der Hypothese einer vergleichsweise hohen Prävalenz kardiometabolischer Risikofaktoren und Erkrankungen in Nord-Ostdeutschland"[172] und meinen damit die im Bundesvergleich auffallend starke Verbreitung von Fettleibigkeit[175], Bluthochdruck[176], Diabetes mellitus[177] und Herz-Kreislauf-Erkrankungen in Vorpommern.[178] Aber im Gegensatz zu diesen vorhersehbaren Ergebnissen wurde es erst so richtig spannend, als sich die schweren Türen zu den vereisten Fächern der SHIP-Biobank öffneten.

Denn mithilfe der vorausschauend gesammelten und bei -80°C tiefgekühlten Blut-, Urin- und Speichelproben sind Epidemiologen für die Zukunft versichert. So können die konservierten Proben zu jedem späteren Zeitpunkt aufgetaut und analysiert werden, auch wenn der letzte Proband schon vor vielen Jahren verabschiedet wurde. Auch die Testosteronspiegel der rund 2000 Männer der SHIP-Studie wurden auf diesem Wege nachträglich gemessen und bildeten fortan die Datengrundlage meiner wissenschaftlichen Forschung rund um den Risikofaktor Testosteron.

Ich war gerade in meinem zweiten Jahr als wissenschaftlicher Mitarbeiter an der Universitätsmedizin Greifswald und arbeitete mich in die Daten der SHIP-Studie ein. Als Demograf wollte ich herausfinden, ob es mithilfe von Hormonspiegeln möglich wäre, die Sterblichkeit der Studienteilnehmer vorherzusagen. Nachdem ich zunächst eine ganze Reihe von Hormonen statistisch ausgewertet hatte, offenbarten die Daten schließlich einen höchst interessanten Zusammenhang: Männer mit niedrigen Testosteronspiegeln sterben früher.[179] Als Neueinsteiger im Wissenschaftsbetrieb nahm ich das Ergebnis erst einmal recht emotionslos auf (Heureka!?) und diskutierte es zunächst mit meinen Kollegen. Wie medientauglich der publizistisch attraktive Mix aus Testosteron und Tod aber tatsächlich war, durfte ich hautnah erleben, nachdem ich die Ergebnisse 2008 zur Präsentation auf einer internationalen Fachtagung in San Francisco einreichte. Zu meiner Überraschung wurden die Forschungsergebnisse nicht nur zum Vortrag zugelassen, sondern ich fand mich auch im Rampenlicht laufender Kameras wieder, um der versammelten Medienwelt die großen Menschheitsthemen Testosteron und Tod auf dem silbernen Tablett der Wissenschaft zu präsentieren.

Während vorherige Studien bis dato nur vereinzelte[180-183] oder gar keine Zusammenhänge beobachteten[184, 185], folgten auf die Ergebnisse der SHIP-Studie weitere Untersuchungen. Im Jahr 2011 wurden die insgesamt 12 verfügbaren Studien schließlich in einer Meta-Analyse zusammengefasst, die zu dem aufschlussreichen Ergebnis kam, dass die verschiedenen Studien hinsichtlich ihrer Altersstruktur, dem Gesundheitszustand der Probanden, der Beobachtungszeit und den Studienmethoden zu unterschiedlich seien, um diese zu einem Gesamtergebnis zusammenzufassen.[186]

Dabei ist die angeblich lebensverkürzende Wirkung niedriger Testosteronspiegel schon 1993 in der angesehenen Fachzeitschrift *Nature* höchst originell widerlegt worden.[187] Zwischen dem 16. und 19. Jahrhundert war es in einigen europäischen Kulturen durchaus gängig, die klare, hohe Stimme junger Sängerknaben durch Kastration zu bewahren. Somit blieb der pubertäre Testosteronschub samt Stimmbruch aus und der Bestand an männlichen Sopranen war gesichert. Gleichzeitig mussten die trällernden Sänger nun aber den Rest ihres Lebens mit sehr wenig Testosteron auskommen. Würden niedrige Testosteronspiegel also tatsächlich die Sterblichkeit erhöhen, dürfte ein Blick in eine einschlägige Enzyklopädie genügen, um zu belegen, dass hochsingende Kastraten früher verstarben als tiefsingende Sängerkollegen. Im Ergebnis zeigte der biografische Vergleich zwischen 100 Kastraten und intakten Sängern aber keinen Unterschied in der Lebensdauer.

Seitdem tauchen zum Zusammenhang zwischen Testosteron und Sterblichkeit immer wieder die erstaunlichsten Forschungsergebnisse auf. Beispielsweise berichtete eine Anwendungsbeobachtung, dass Männer unter Testosterontherapie ein deutlich niedrigeres Sterberisiko haben als nicht therapierte Männer.[188] Abgesehen von dem Umstand, dass allein die Beschreibung der Limitationen dieser Studie doppelt so lang ausfällt wie die Diskussion der eigentlichen Ergebnisse[188], hat die Studie die Frage aufgeworfen, ob die medikamentöse Erhöhung niedriger Testosteronspiegel tatsächlich die Sterblichkeit senkt. Leben Männer dank künstlichem Testosteron länger? Die Gesamtschau aller relevanten klinischen Studien gibt darauf eine eindeutige Antwort: Nein.[189]

Warum niedrige Testosteronspiegel trotzdem als Risikofaktor für die Gesundheit von Männern gelten, konfrontiert uns mit der Frage, was überhaupt ein Risikofaktor ist. Gemeinhin sind Risikofaktoren solche Faktoren, die das Risiko zukünftiger Herz-Kreislauf-Erkrankungen deutlich steigern. Googeln Sie zum Beispiel einmal „Risikofaktor Herzinfarkt", und Sie

werden Bewegungsmangel, Fehlernährung, hohe Cholesterin-
werte, Alkohol- und Zigarettenkonsum, Stress und Bluthochdruck finden. Drohende Herz-Kreislauf-Erkrankungen muss
man sich dabei wie den Überlauf einer Badewanne vorstellen. Durch die gesundheitliche Belastung der verschiedenen
Risikofaktoren steigt der Wasserstand über Jahre hinweg kontinuierlich an, bis Diagnosen wie Adipositas, Bluthochdruck
oder Diabetes folgen. Am Ende dieses schleichenden, mitunter jahrzehntelangen Prozesses ist die Badewanne randvoll,
wodurch nicht nur das Risiko schwerwiegender Herz-Kreislauf-Erkrankungen steigt, sondern parallel dazu auch der Testosteronspiegel sinkt. Aus diesem Grund sind niedrige Testosteronspiegel mit den verschiedensten Herz-Kreislauf-Risikofaktoren verknüpft.

Mit Testosteron durch dick und dünn

Übergewicht ist dabei einer der sichtbarsten Risikofaktoren.
Gemessen wird es aber nicht nur mit der Waage, sondern auch
mit dem Maßband. Soll heißen, Körpergewicht und Körpergröße gehen gemeinsam in die Berechnung des sogenannten
Body-Mass-Index (BMI) ein.

Kennen Sie Ihren BMI? Teilen Sie dazu einfach Ihr Körpergewicht (z. B. 76 kg) durch das Quadrat Ihrer Körpergröße
$(1,72 m)^2$ und Sie wissen es (= 25,7 kg/m²). Über seine gesundheitliche Bedeutung hinaus hat sich der BMI in den letzten
Jahren aber zu einem wahren Allrounder entwickelt. Einige
Bundesländer lehnen inzwischen eine Verbeamtung für be-
leibte Staatsdiener (BMI > 30,0 kg/m²) genauso ab, wie einige
Krankenkassen über höhere Versicherungsbeiträge für Dicke
nachdenken. Der Definition nach gelten Menschen mit einem BMI zwischen 25,0–29,9 kg/m² als übergewichtig und

≥ 30,0 kg/m² als fettleibig bzw. adipös.[190] Aber auch wenn der BMI das verbreitetste Maß zur Erhebung von Übergewicht ist, mehren sich kritische Stimmen. Denn Fett ist nicht gleich Fett. So unterscheidet man nicht nur zwischen braunem (zur Wärmeproduktion) und weißem Fett (Depotfett), sondern auch zwischen weiblichen und männlichen Typen der Fettverteilung. Denn im Gegensatz zur weiblichen Fetteinlagerung in der Hüft- und Gesäßregion speichern Männer ihr weißes Fett am Stamm, also in der Bauchregion. Dieses sogenannte viszerale Fett lagert der Körper als wichtigen Energiespeicher zur Überbrückung zeitweiligen Nahrungsmangels in die Bauchhöhle ein. In Zeiten von 24-Stunden-Supermärkten füllt es inzwischen aber nur noch pralle Bierbäuche. Dabei ist gerade dieses Bauchfett hormonell hochaktiv. So produzieren die Fettzellen massenhaft Östrogen, Leptin, Entzündungsfaktoren und andere Stoffe, die am Ende die körpereigene Testosteronproduktion drosseln. Dieses hormonelle Ungleichgewicht wird inzwischen auch zur Erklärung des beobachteten Zusammenhangs zwischen niedrigen Testosteronspiegeln und depressiven Symptomen herangezogen.[191] Durch das charakteristische Hormonungleichgewicht einer Depression (ein Überschuss fettakkumulierender Hormone wie Cortisol und Insulin, bei einem gleichzeitigen Mangel an fettmobilisierendem Testosteron und Wachstumshormonen) lagert der Körper vermehrt Bauchfett ein, das in diesem Zusammenhang auch oft als „Kummerspeck" bezeichnet wird.[192] Mit dem Zusammenhang zwischen Fettleibigkeit und Depression[193] könnten auch die mitunter positiven Effekte einer Testosterontherapie auf depressive Symptome erklärt werden.[194] Denn als anaboles Hormon regt Testosteron den Aufbau von Muskeln und Knochen an, was zu einer Verringerung der Fettmasse führt. So kurbeln die künstlich gesteigerten Testosteronspiegel die Umwandlung von Fettmasse in fettfreie Körpermasse an und durchbrechen folglich den Teufelskreis des depressionsfördernden Kummerspecks. Aufgrund dieser wechselseitigen Abhängigkeit zwischen Körperfettanteil und Testosteronspiegel gelangen sämtliche Studien zu demselben Ergebnis: Steigt der Bauchumfang, nimmt der Testosteronspiegel ab; sinkt der Bauchumfang, steigt der Testosteronspiegel.[195]

So hat beispielsweise die Massachusetts Male Aging Study über neun Jahre hinweg die Gewichtsentwicklung von rund 1100 amerikanischen Männern verfolgt und dabei festgestellt, dass die Männer, die an Gewicht zulegten bzw. schon übergewichtig waren, gleichzeitig die niedrigsten Testosteronspiegel hatten.[196] Und auch bei den 1500 Vorpommern der SHIP-Studie ging Übergewicht eindeutig mit sinkenden Testosteronspiegeln einher.[197] Im Umkehrschluss dazu hatten diejenigen Vorpommern, die ihr Gewicht über fünf Jahre lang stabil halten konnten, keinen Testosteronverlust.[197] Noch mehr Hoffnung machen aber die Ergebnisse aufwendiger Gewichtsabnahmeprogramme. So verlieren stark adipöse Männer (BMI $\geq$ 35 kg/m²) im Zuge der klinischen Behandlung nicht nur überflüssige Pfunde (durchschnittliche Gewichtsreduktion: 17 kg), sondern steigern zusätzlich zum Gewichtsverlust ihren Testosteronspiegel.[198, 199] Auch die Situation extrem adipöser Männer (BMI $\geq$ 40) scheint dank der modernen Chirurgie nicht aussichtslos, denn im Anschluss an eine operative Magenverkleinerung steigt der Testosteronspiegel ebenfalls an.[200]

Zu der Frage aber, ob eine künstliche Erhöhung des Testosteronspiegels dann umgekehrt nicht vielleicht auch zum gewünschten Gewichtsverlust führen könnte, gibt es eine Vielzahl klinischer Studien, mit jedoch sehr gemischten Ergebnissen.[201-203] Um sich aus den vielen Einzelstudien trotzdem ein Gesamtbild machen zu können, greifen Epidemiologen zu einem sehr mächtigen Werkzeug: der Meta-Analyse. Dabei werden alle verfügbaren Studien zu einer bestimmten

Fragestellung zusammengetragen, um anschließend einen Gesamteffekt zu ermitteln. So scheint eine Testosterontherapie den Körperfettanteil zwar in Richtung mehr fettfreie Körpermasse zu verschieben, aber nur unter der Voraussetzung eines konstanten Körpergewichts.[204] Wird die Testosteronproduktion hingegen künstlich unterdrückt, wie etwa bei der Anti-Androgentherapie des Prostatakrebs, verschiebt sich der Körperfettanteil in Richtung Fettmasse. Auch dieser Effekt ist durch eine entsprechende Meta-Analyse von 16 klinischen Einzelstudien belegt worden.[205] Wie man es also dreht und wendet: Testosteron und Bauchfett sind ein Leben lang untrennbar miteinander verbunden. Kann es da noch Zufall sein, dass in den USA, als einer der dicksten Nationen der Welt (35,5 % der erwachsenen Amerikaner sind mit einem BMI $\geq$ 30 kg/m² fettleibig[206]), gleichzeitig die meisten Testosteronprodukte verkauft werden?[207]

Achtung, entzündlich!

Nüchtern betrachtet ist die ungebremste Fettepidemie in den westlichen Industrienationen nur der Kollateralschaden des historischen Erfolgs bei der Herstellung, Verteilung und Verfügbarkeit von Lebensmitteln.[208] Schätzungen zufolge lasten weltweit 18,5 Millionen Tonnen überflüssiger Speck (BMI > 25 kg/m²) auf unseren Hüften.[209] Die gesundheitlichen und ökonomischen Folgekosten sind dabei mindestens ebenso schwerwiegend.[210] Während Nordkorea, als eine der weltweit letzten Mangeldiktaturen, kürzlich die Kleidergrößen seines Militärs *verkleinern* musste, setzen die wachsenden Fettpolster in anderen Weltgegenden eine regelrechte Kaskade von Herz-Kreislauf-Risikofaktoren in Gang. Entgegen früherer Annahmen ist das viszerale Fett nämlich kein totes Gewebe, sondern sehr stoffwechselaktiv und begünstigt wie eine Art Hormondrüse die Produktion und Ausschüttung entzündungsfördernder Botenstoffe.[211] Diese setzen einen systemischen Entzündungsprozess in Gang, die sogenannte Inflammation, die wiederum andere Risikofaktoren verschärft und am Ende sogar die Entstehung von Herz-Kreislauf-Erkrankungen begünstigt.[212, 213]

Ausgehend von der Beobachtung, dass Männer deutlich seltener von Autoimmunerkrankungen wie Multipler Sklerose oder rheumatoider Arthritis betroffen sind, steht Testosteron unter Verdacht, entzündungshemmend zu wirken. Die Studienlage zum Zusammenhang zwischen Testosteron und Inflammation ist jedoch recht unübersichtlich. Während einige Studien höhere Testosteronspiegel mit geringeren Entzündungswerten in Verbindung bringen[181, 214-216], bestätigen andere diesen Zusammenhang wiederum nicht.[217-219] Da es sich hierbei aber ausschließlich um Querschnittsstudien handelt, erlaubt die einmalige Beobachtung leider keine Rückschlüsse hinsichtlich Ursache und Wirkung, obwohl auch die Auswertung von Langzeitdaten der SHIP-Studie ähnlich ergebnislos verlief.[220] Darüber hinaus konnten klinische Studien ebenfalls keinen Effekt einer künstlichen Testosterongabe auf verschiedene Entzündungsmarker feststellen.[214, 221-223]

Einzig im Tierversuch scheint eine zusätzliche Testosterondosis vereinzelte Entzündungsprozesse zu hemmen.[224] So verlangsamte die künstliche Anhebung niedriger Testosteronspiegel nicht nur die Entzündung im Rattenhoden, sondern unterdrückte auch die Produktion einer ganzen Reihe von entzündungsfördernden Botenstoffen. Andere Tierversuche zeigten einen direkten Einfluss von Testosteron auf die Entstehung regulatorischer T-Zellen.[225] Diese verhindern die Entstehung von Autoimmunerkrankungen und spielen damit eine wichtige Rolle bei der Erhaltung des Immungleichgewichts.

Doch weil bei der Übertragbarkeit von Tierversuchsergebnissen auf die Funktionsweise des menschlichen Körpers höchste Vorsicht gilt, existieren bisher nur wenig stichhaltige Beweise für eine anti-inflammatorische Rolle des Testosterons. Die wahrscheinlichste Erklärung für die beobachteten Effekte liegt daher in der entzündungsfördernden Wirkung des überflüssigen Bauchfetts, das sowohl inflammatorische Prozesse begünstigt, als auch den Testosteronspiegel senkt.

Auf eine ganz andere Spur zur Erklärung des Zusammenhangs zwischen hohen Testosteronspiegeln und intaktem Immungleichgewicht führen uns Wissenschaftler von der Universität Turku in Finnland. Sie untersuchten das Blut von 74 jungen lettischen Männern direkt vor einer Hepatitis-B-Impfung und vier Wochen danach. Dabei wurden nicht nur Testosteron- und Cortisolspiegel, sondern auch die Anzahl der gebildeten Antikörper gemessen. Zusätzlich legten die Forscher 94 gleichaltrigen Frauen Fotografien dieser Männer vor, die sie jeweils nach der Attraktivität beurteilen sollten. Am Ende hatten die Männer mit einer starken Immunantwort (mehr gebildete Hepatitis-B-Antikörper nach vier Wochen) aber nicht nur die höheren Testosteronspiegel bzw. niedrigere Cortisolspiegel, sondern sie wurden von den Frauen auch als am attraktivsten bewertet.[73] Ob Testosteron somit als hormonelles Signal der männlichen Immunfitness dienen könnte oder Frauen bei der Partnerwahl instinktiv nach dem Immunstatus des Mannes entscheiden, darf in weiteren Studien untersucht werden. Jedenfalls stimmt der erstmals beobachtete Zusammenhang zwischen einem starken Immunsystem und männlicher Attraktivität nachdenklich, ob es Frauen bei der Auswahl des männlichen Partners womöglich gar nicht so sehr um dicke Muskeln und breite Schultern geht, sondern vielmehr um die persönliche Immunfitness.

Honigsüßer Durchfluss

Die entzündungsfördernde Adipositaswelle ist aber nur der zeitliche Vorbote einer anderen lebensverkürzenden Stoffwechselerkrankung, dem Diabetes mellitus.[226] Entgegen seinem honigsüßen Namen (*mellitus:* lateinisch für honigsüß) zählt der Diabetes zu den gefährlichsten Herz-Kreislauf-Risikofaktoren. Dabei sollte auch hier eigentlich ein Hormon alles im Griff haben. In der Bauchspeicheldrüse erzeugt, hat das Hormon Insulin nämlich die Aufgabe, die mit der täglichen Nahrung aufgenommenen Kohlenhydrate zu Glukose (Traubenzucker) abzubauen, um daraus Treibstoff für die Zellen zu gewinnen. Da dieser Prozess auf unterschiedlichste Weise gestört sein kann, ist Diabetes eher ein Sammelbegriff für verschiedene Stoffwechselstörungen, die am Ende aber immer zu einer Überzuckerung des Blutes führen. Weil die Ausscheidung des überschüssigen Zuckers dem Urin einen süßlichen Geschmack verleiht, waren Ärzte in der Antike wenig zimperlich und stellten ihre Diagnose schlichtweg anhand einer Geschmacksprobe des Urins. Inzwischen belegt Deutschland mit einem Bevölkerungsanteil von 12 % Zuckerkranken den europäischen Spitzenplatz[227], obwohl etwa die Hälfte aller Neuerkrankungen noch auf der Vorstufe, dem sogenannten Prä-Diabetes, durch gezielte Gewichtsreduktion, körperliche Bewegung und eine gesunde Ernährung verhindert werden könnten.[228]

Bei der wissenschaftlichen Untersuchung männlicher Diabetiker stießen Forscher schon Ende der 70er-Jahre auf niedrigere Testosteronspiegel im Vergleich zu Männern ohne Diabetes.[229, 230] Aber wie lässt sich diese Beobachtung erklären? Senkt die Zuckerkrankheit den Testosteronspiegel oder könnten niedrige Testosteronspiegel womöglich die Ursache des diagnostizierten Diabetes sein? Um Antworten auf diese Fragen zu finden, bedurfte es 30 Jahren weiterer Forschung, deren Ergebnisse im Jahr 2006 in eine umfassende Meta-Analyse eingingen.[231] Zunächst bestätigte die systematische Auswertung von 41 Studien, dass Diabetiker niedrigere Testosteronspiegel haben. Darüber hinaus zeigten die gesammelten Langzeitdaten aber auch, dass Männer mit höheren Testosteronspiegeln ein geringeres Risiko hatten, überhaupt zuckerkrank zu werden. Umgekehrt betrachtet haben also Männer mit niedrigen Testosteronspiegeln ein höheres Risiko, an einem Diabetes zu erkranken.[232] Aber deshalb wollen wir noch keine voreiligen Schlüsse ziehen. Denn es fehlt noch ein dritter, gewichtiger Faktor im Bunde. Weil niedrige Testosteronspiegel und Diabetes fast immer in Verbindung mit Fettleibigkeit auftreten, könnte die gemeinsame Ursache auch einfach der lästige Hüftspeck sein. Zur Überprüfung dieser Hypothese greifen Epidemiologen tief in die methodische Trickkiste und analysieren statistische Modelle, bevor und nachdem Fettleibigkeit als zusätzliche, erklärende Variable berücksichtigt wurde. Und tatsächlich, der beobachtete Zusammenhang zwischen Testosteron und Diabetes wird zum Großteil durch die Fettleibigkeit erklärt.[233, 234]

Trotzdem berichten epidemiologische und tierexperimentelle Studien immer wieder Zusammenhänge zwischen niedrigen Testosteronspiegeln und Diabetes, die unabhängig vom Körperfett sind.[235-237] Und als wäre das nicht verwirrend genug, entwickeln Ratten, die im experimentellen Zeitraffer zu Diabetikern herangezüchtet wurden, erst *nach* der Diabetesdiagnose niedrige Testosteronspiegel.[238] Aber auch wenn das genaue Zusammenspiel von niedrigen Testosteronspiegeln, Diabetesrisiko und Fettleibigkeit der Wissenschaft derzeit noch Kopfzerbrechen bereitet[239]; als gesichert gilt die Beobachtung, dass alle drei Faktoren am häufigsten zusammen auftreten.[240, 241]

Tödliches Quartett

Neben der Fettleibigkeit und dem Diabetes fehlen im Konzert der Herz-Kreislauf-Risikofaktoren aber noch zwei Mitstreiter. Insgesamt sind es nämlich vier Faktoren, die das sogenannte „tödliche Quartett" bilden. Zusammen mit Bluthochdruck (Hypertonie) und Fettstoffwechselstörungen (Dyslipidämie) lautet die Diagnose dann: metabolisches Syndrom.[242] Dabei täuscht der Eindruck nicht, wann immer in der Medizin das Wort „Syndrom" auftaucht, braut sich etwas Gefährliches zusammen. So auch beim metabolischen Syndrom, welches die gesundheitlichen Gefahren der einzelnen Risikofaktoren nicht nur addiert, sondern potenziert.[243] Dazu hat die INTER-HEART-Studie, mit knapp 30.000 Teilnehmern in 52 Ländern, zahlreiche Herzinfarkt-Risikofaktoren erhoben und zwei zentrale Erkenntnisse gewonnen. Erstens versammeln nur neun der ungefähr 200 diskutierten Risikofaktoren bereits 90 % des Infarktrisikos und zweitens potenziert die Ansammlung mehrerer Faktoren das Risiko eines Herzinfarkts.[244] Damit setzt das metabolische Syndrom den Blinker auf die Überholspur in Richtung Herzinfarkt, Schlaganfall und verkürzter Lebenszeit. Umso erschreckender, dass Schätzungen der SHIP-Studie zufolge fast jeder dritte männliche Nordostdeutsche (29,1 %) ein metabolisches Syndrom hat.[245] Nach den Brandenburgern belegen die Vorpommern damit im bundesweiten Vergleich Platz zwei in den Wartezimmern der Republik.[246]

Was nun kommt, ahnen Sie wahrscheinlich schon. Richtig: Männer mit einem metabolischen Syndrom haben niedrigere Testosteronspiegel. Aber obwohl die geballte Beweiskraft von 52 Studien mit über 22.000 Männern[247] wenig Zweifel an dieser Beobachtung zulässt, lautet die Frage erneut, was war wohl zuerst da? Das metabolische Syndrom oder die niedrigen Testosteronspiegel?[248] Die Antwort liefert einmal mehr die

Langzeitbeobachtung der 1500 Vorpommern der SHIP-Studie. Egal in welchem Mannesalter (ob 20, 40 oder 75 Jahre), ein niedriger Testosteronspiegel zu Beginn der Studie stand im Zusammenhang mit der späteren Entwicklung eines metabolischen Syndroms.[249] Aber könnte der Zusammenhang auch andersherum gelten? Durchaus, denn das metabolische Syndrom ist ebenfalls ein bedeutendes Risiko für die Entwicklung niedriger Testosteronspiegel.[197] Am Ende weisen die Ergebnisse mal in die eine[250] und mal in die andere[251] Richtung und wir sind genauso schlau wie am Anfang. Bevor Ihnen aber vor lauter Ungewissheit die Freude an diesem Buch vergeht, lösen wir das Rätsel auf. Wie in einem Teufelskreis sind Testosteron und sämtliche Komponenten des metabolischen Syndroms inklusive Adipositas[252], Hypertonie[253], Dyslipidämie[254] und Diabetes[232] miteinander verbunden. Über Bewegungsmangel, Fehlernährung, Fettstoffwechselstörungen und Bluthochdruck endet die Fettspirale somit nicht nur beim typischen Bild des metabolischen Syndroms, sondern auch bei niedrigen Testosteronspiegeln. Demzufolge gilt der Testosteronspiegel als eine Art Barometer für den allgemeinen Gesundheitszustand des Mannes. Dass die Zusammenhänge zwischen Testosteron und den besagten Risikofaktoren in beide Richtungen Gültigkeit besitzen, schmälert hingegen weniger die potenzielle Bedeutung des Testosterons als Gesundheitsmarker[255], statt vielmehr den falschen Verdacht als kausale Ursache.[256-258] Bis heute geht in Deutschland fast jeder zweite Todesfall (41 %) auf eine Erkrankung des Herz-Kreislauf-Systems zurück.[259] Aber trotz der vereinzelt berichteten Zusammenhänge zwischen niedrigen Testosteronspiegeln und Durchblutungsstörungen[260, 261], Arteriosklerose[262], Gefäßerweiterungen[263], Schlaganfällen[264] oder allgemeinen Herz-Kreislauf-Erkrankungen[265] liefert die Gesamtschau aller verfügbaren Studien wenig Überzeugendes. Eine Meta-Analyse von 19 entsprechenden Untersuchungen konnte lediglich für über 70-jährige Männer einen schwachen Zusammenhang zwischen niedrigen Testosteronspiegeln und dem Auftreten von Herz-Kreislauf-Erkrankungen belegen.[266]

Zwar gilt die Beobachtung, dass Männer mit Herz-Kreislauf-Erkrankungen niedrigere Testosteronspiegel haben, nach über 40 Jahren Forschung und 70 Studien zu diesem Thema als gesichert[267], aber deshalb sind niedrige Testosteronspiegel noch längst nicht der ursächliche Faktor.[268] Sonst müssten klinische Versuche ja zeigen, dass künstlich gesteigerte Testosteronspiegel das Herz-Kreislauf-Risiko senken. Weil dem aber nicht so ist, gibt es derzeit wenig Anlass, Testosteron ins Trinkwasser zu mischen.[189, 269]

Im Zweifel für den Angeklagten?

So weit der Stand der Wissenschaft. Also was meinen Sie: Sind sinkende Testosteronspiegel nun die kausale Erkrankungsursache oder eher ein verlässliches Barometer auf dem Weg dorthin? Aber machen Sie sich die Entscheidung nicht zu leicht, denn die Unterscheidung zwischen *Risikofaktor* und *Risikomarker* ist keine leichte. Während Risikofaktoren eine ursächliche Rolle bei der Krankheitsentstehung spielen, beschreiben Risikomarker zwar oftmals einen statistischen Zusammenhang, aber eben nicht zwangsläufig einen ursächlichen Einfluss auf die Erkrankung.[270] So ist Testosteron, neben einer ganzen Reihe weiterer Biomarker, in eine hitzige Debatte rund um deren medizinischen Sinn oder Unsinn verwickelt. Kern der Auseinandersetzung ist die grundsätzliche Frage, ob die vielfältigen Zusammenhänge zwischen Biomarkern und Herz-Kreislauf-Erkrankungen überhaupt eine klinische Relevanz haben, also das Potenzial besitzen, die Prävention, Diagnose oder Therapie entscheidend zu verändern, oder am Ende womöglich nur statistische Fingerübungen sind.[271-273]

Was das Testosteron angeht, scheint die erste Euphorie jedenfalls verflogen zu sein. Niedriges Testosteron als kausaler Herz-Kreislauf-Risikofaktor?[257, 258] Diese ursprüngliche Annahme verliert angesichts der inzwischen verfügbaren Studiendaten an wissenschaftlicher Rückendeckung. Vielmehr sprechen die vielfältigen Rückkopplungen zwischen Testosteron, kardiovaskulären Risikofaktoren und Herz-Kreislauf-Erkrankungen dafür, sinkende Testosteronspiegel als Anzeichen bzw. *Risikomarker* einer steigenden Krankheitslast zu betrachten.[179, 274]

Um die kausale Rolle von Biomarkern zukünftig aber noch zielsicherer zu erforschen, bedient sich die Epidemiologie eines brandneuen Instruments namens *Mendelian Randomisation*. Diese methodische Innovation erlaubt die Überprüfung epidemiologischer Beobachtungen im Hinblick auf ihre Kausalität.[275-277] Nachdem bereits einige vielversprechende Biomarker wie der Entzündungsfaktor CRP[278] oder die Blutfette HDL-Cholesterin[279] und Triglycerid[280] an dieser Art biostatistischem Stresstest scheiterten, konnte sich auch Testosteron im Lichte der Mendelian Randomisation nicht als kausaler Risikofaktor behaupten.[281] Ein weiterer Beleg dafür, dass niedrige Testosteronspiegel weder Herz-Kreislauf-Risikofaktoren verursachen noch die Lebensdauer verkürzen.[282]

Aber welche Rolle spielt Testosteron dann überhaupt als Biomarker? Und wie sind die trotzdem vorhandenen statistischen Zusammenhänge sonst zu verstehen? Zur Beantwortung dieser Fragen springen wir kurz zurück zum Anfang des Buches. Dort war bereits von sinkenden Testosteronspiegeln beim alternden Mann die Rede. So fällt der Testosteronspiegel etwa ab dem 40. Lebensjahr um rund 2 % pro Jahr.[283] Dieser

Abwärtstrend hilft uns, die wahre Rolle niedriger Testosteronspiegel beim alternden Mann zu entschlüsseln. Denn der altersbedingte Abfall männlicher Testosteronspiegel ist kein unausweichliches Schicksal, sondern durchaus beeinflussbar. So erfreuen sich Männer, denen es über die Jahre hinweg gelingt, ihr Gewicht zu halten, Fettstoffwechselstörungen zu vermeiden bzw. kein metabolisches Syndrom zu entwickeln, durchweg stabiler Testosteronspiegel.[197] Ganz ähnlich wie beim Regenwaldstamm der Tsimane in Bolivien. Im Blut der Jäger und Sammler zirkuliert im Vergleich zu „zivilisierten Männern" zwar nur ein Drittel so viel Testosteron, aber dafür bleibt dieser Wert lebenslang unverändert.[284] Offensichtlich hat das kalendarische Alter keinen festgelegten Einfluss auf den Testosteronspiegel. Selbst in höheren Altersstufen trotzen Männer mit einer guten gesundheitlichen Verfassung dem angeblichen Abwärtstrend.[285] Das Präventionspotenzial dieser Erkenntnisse ist enorm. Der alternde Mann wäre demnach nicht länger tatenloser Zuschauer schicksalhaft sinkender Testosteronspiegel, sondern aktiver Gestalter dieses Prozesses. Vor diesem Hintergrund behalten auch die gezeigten statistischen Zusammenhänge zwischen Testosteron, Krankheit und Tod ihre Gültigkeit, nur dass niedrige Testosteronspiegel dabei eher als Warnsignal statt als Ursache interpretiert werden müssen.

Die Wechseljahre – jetzt auch für den Mann

Wäre Testosteron die Wurzel allen Übels, müsste die künstliche Erhöhung männlicher Testosteronspiegel im Rahmen einer Testosterontherapie eine entsprechende Linderung zeigen. Bevor wir aber in die hitzige Debatte rund um die Effekte der Testosterontherapie einsteigen, müssen wir zunächst klar unterscheiden, dass es zweifelsohne eine ganze Reihe von gesicherten Gründen bzw. Indikationen gibt, die eine Testosterontherapie medizinisch rechtfertigen. Beim Ausbleiben oder Stillstand der Pubertätsentwicklung, Chromosomenbesonderheiten (Klinefelter-Syndrom, Turner-Syndrom, Kallmann-Syndrom), Störungen des Hypothalamus oder der Hypophyse ist eine Testosterontherapie klar indiziert. Abhängig von der Ebene der Funktionsstörung unterteilt man diese nach primärem, sekundärem oder tertiärem Hypogonadismus. Der allgemeine Oberbegriff Hypogonadismus bezeichnet dabei eine Funktionsstörung des Hodens mit vielfältigen Veränderungen des Sexualhormonhaushalts und einem daraus resultierenden Testosteronmangel. Schätzungen zufolge stellen diese Formen des Hypogonadismus aber nur bei einem Bruchteil der Männer die tatsächliche Ursache des Testosteronmangels dar.[286] Andere, noch speziellere Erkrankungen, wie zum Beispiel die aplastische Anämie, sind als Ursache eines Testosteronmangels gar so selten, dass sie vielen Medizinern während ihrer gesamten Laufbahn niemals begegnen. Deshalb ist die mit Abstand häufigste Form des Testosteronmangels der sogenannte Altershypogonadismus. Anderslautende Bezeichnungen wie Late-Onset-Hypogonadismus, Testosteronmangel-Syndrom oder partielles Androgendefizit des alternden Mannes (PADAM) meinen letztlich dasselbe Phänomen: sinkende Testosteronspiegel bei gleichzeitigem Auftreten verschiedener körperlicher, psychischer oder sexueller Symptome. Welche Symptome das genau sind?

Folgende Beschwerden stehen zur Auswahl: verminderte Vitalität, nachlassende Tatkraft, Schwächegefühl, Reizbarkeit, Schlafstörungen, Libido- und Potenzverlust, depressive Verstimmungen, Konzentrationsschwächen, Schweißausbrüche, Nervosität, abnehmende intellektuelle Fähigkeiten, reduzierte Muskelmasse und -kraft, vermehrtes Körperfett, Glieder- und Gelenkschmerzen, verminderte Knochendichte und vieles mehr. Die Liste möglicher Symptome ist tatsächlich sehr lang und wird im Volksmund gemeinhin unter „Altern" zusammengefasst.

Die letztendliche Entscheidung über einen angemessenen medizinischen Umgang mit der Ansammlung verschiedenster Altersbeschwerden im Zusammenspiel mit einem niedrigen Testosteronspiegel sollte der Endokrinologe Ihres Vertrauens treffen, der sich an entsprechenden Leitlinien orientiert.[287] Generell bereiten Leitlinien das vorhandene Wissen zu einer bestimmten Erkrankung systematisch auf, um so die therapeutische Entscheidungsfindung wissenschaftlich zu unterstützen. So unterstreicht die Leitlinie zur „Untersuchung, Behandlung und Überwachung des Altershypogonadismus" die Bedeutung der individuellen Diagnostik von Begleiterkrankungen als möglicher Ursache der Symptome. Denn erst wenn alternative Ursachen für die vielfältigen Beschwerden eindeutig fehlen, weiterhin konstant niedrige Testosteronspiegel vorliegen und das Risiko-Nutzen-Verhältnis sorgfältig abgewogen wurde, sollte eine Testosterontherapie überhaupt in Betracht gezogen werden.[287]

Während man(n) einst verborgen im stillen Kämmerlein vor sich hin alterte, haben die damit verbundenen Wehwehchen und Beschwerden in den letzten Jahren einen regelrechten Aufmerksamkeitsschub erfahren. Früher recht sperrig als „Klimakterium virile" bezeichnet, kommt der alternde Mann heute unter dem Label „Aging Male" um einiges schwungvoller daher. Die Prognose scheint dabei eindeutig: Es erwischt jeden! Unausweichlich lauern die Wechseljahre, auf dem Gipfel der Schaffenskraft, den beruflichen und familiären Erfolg genießend. Weil die vielfältigen Beschwerden aber oftmals gleichzeitig auftreten, sich gegenseitig beeinflussen und mitunter wechselseitig verstärken, ist ein sinkender Testosteronspiegel bei Weitem nicht das einzige Problem des alternden Mannes.[288] Obendrein droht nun auch noch die Diagnose Aging-Male-Syndrom. Sie erinnern sich: Wann immer das Wort „Syndrom" auftaucht, braut sich etwas zusammen. Nur dass der Versuch, die Kombination aus altersbedingten Beschwerden und sinkenden Testosteronspiegeln als Krankheit namens Aging-Male-Syndrom zu verpacken, einen entscheidenden Haken hat: Beim Aging-Male-Syndrom kommt zusammen, was nicht zusammengehört.

Aging-Male-Syndrom – Marketinggag oder echtes Krankheitsbild?

Schon vor 10 Jahren titelte *Der Spiegel* „Erfundene Krankheiten. Wie die Medizin Gesunde für krank verkauft"[289] und geißelte das Aging-Male-Syndrom und die Wechseljahre des Mannes als Erfindung der Pharmaindustrie, um Testosteronpräparate als Heilmittel gegen allgemeine Altersbeschwerden zu vermarkten. Doch bevor wir über die Wirksamkeit der Testosterontherapie zur Lösung des Problems reden, müssen wir uns das eigentliche „Problem" genauer anschauen. Zunächst einmal ist allein der Begriff „Wechseljahre des Mannes" oder „Andropause" mehr als irreführend. Denn während die Wechseljahre der Frau eindeutige Veränderungen mit sich bringen, entwickelt der alternde Mann mögliche Beschwerden eher schleichend.[290] Weil sich Alterssymptome bei dem einen schon mit 35 Jahren bemerkbar machen können, während andere diese erst mit 70 Jahren erleben, medikalisiert das Aging-Male-Syndrom im Grunde die gesamte zweite Lebenshälfte des Mannes.

Ebenso fragwürdig sind die vermeintlichen Symptome des Aging-Male-Syndroms. Auch wenn Beschwerden wie Antriebsmangel, Erschöpfung oder Libidoverlust auf einen Testosteronmangel hinweisen können, besteht oft gar kein eindeutiger Zusammenhang mit dem Testosteronspiegel. Die oben aufgezählten Symptome können nämlich auch ganz andere Ursachen wie zum Beispiel Erkrankungen der Leber, der Nieren oder des Herz-Kreislauf-Systems haben. Auch Nebenwirkungen bestimmter Medikamente sind durchaus imstande, einschlägige Veränderungen im Hormonhaushalt zu verursachen. So steht beispielsweise eines der weltweit erfolgreichsten Medikamente, die sogenannten Statine bzw. Cholesterinsenker, unter Verdacht, nicht nur Symptome des Aging-Male-Syndroms hervorzurufen, sondern auch den Testosteronspiegel zu senken.[291] Daher lautet in Fachkreisen schon seit 1997 die Frage: „Andropause – Fakt oder Fiktion?"[292] Wie groß das Interesse an möglicherweise spezifischen Symptomen niedriger Testosteronspiegel ist, zeigt die Veröffentlichung der bisher größten Studie zu dieser Frage in der weltweit wichtigsten medizinischen Fachzeitschrift, dem *New England Journal of Medicine*. Die European Male Ageing Study (EMAS) hat in acht europäischen Ländern knapp 3400 Männer im Alter zwischen 40 und 79 Jahren untersucht.[293] Doch trotz dieser hochwertigen Daten und einer umfangreichen Diagnostik wurden letztlich nur drei Symptome verlässlich mit niedrigen Testosteronspiegeln in Verbindung gebracht: geringes sexuelles Verlangen, erektile Dysfunktion und schwache morgendliche Erektionen.[294]

Dass von den vielen möglichen Altersbeschwerden aber ausgerechnet diese sexuellen Symptome mit niedrigen Testosteronspiegeln zusammenhängen sollen, ist mehr als überraschend. Denn im Gegensatz zur EMAS-Studie konnten frühere Untersuchungen keinen Zusammenhang zwischen

Testosteron und erektiler Dysfunktion feststellen.[295, 296] Warum? Weil ein Großteil der Erektionsstörungen durch so offensichtliche Ursachen wie Übergewicht, hohe Blutfettwerte oder Zigaretten auf verengte Blutgefäße zurückgeht.[297] Dementsprechend gelang es zahlreichen Folgestudien nicht, verschiedenste körperliche und psychische Symptome mit niedrigen Testosteronspiegeln zu verknüpfen. So ergab auch die Untersuchung von knapp 1500 Männern der berühmten Framingham Heart Study keinen Zusammenhang zwischen Testosteron, körperlicher Mobilität und dem Gesundheitsempfinden.[298] Daher lautet die eigentliche Überraschung der EMAS-Studie, dass bei nur 2 % (!) der älteren Männer überhaupt ein „Syndrom", also eine Kombination der identifizierten Symptome mit niedrigen Testosteronspiegeln, vorlag. Die Frage, ob das Aging-Male-Syndrom also tatsächlich ein reales klinisches Krankheitsbild darstellt, scheint berechtigt.[299]

Mit Beobachtungsstudien kommen wir an der Stelle jedenfalls nicht weiter, weil diese nun einmal nur beobachten und aufgrund verschiedenster Störeinflüsse und Verzerrungen keine Aussagen über die wahren Ursachen erlauben.[300] Zwar sind einige der wichtigsten Risikofaktoren und Erkrankungszusammenhänge dank großer Beobachtungsstudien aufgeklärt worden (Rauchen und Lungenkrebs, Asbest und Bindegewebstumore, Bluthochdruck und Schlaganfall, Cholesterin und koronare Herzerkrankungen[301]), das Problem ist nur, dass sich viele beobachtete Zusammenhänge in nachfolgenden klinischen Studien nicht bestätigen. Beispielsweise wurden die beobachteten positiven Effekte von Betacarotin, Vitamin-E-Zusätzen oder der Östrogentherapie in späteren klinischen Untersuchungen nie erhärtet.[301] Tatsächlich sind nur 20 % der epidemiologischen Studien qualitativ überhaupt imstande, unbekannte Zusammenhänge zu entdecken, wobei mehr als die Hälfte der publizierten Beobachtungszusammenhänge durch

Folgestudien widerlegt wird.[302] Höchste Zeit also, in der Welt der klinischen Studien nach Antworten auf unsere Fragen zu suchen. Denn hier stehen zahlreiche methodische Tricks zur Verfügung, um den Zufall auszuschalten, Störgrößen zu eliminieren und der wirklichen Natur der Dinge auf die Spur zu kommen. Wenn es nämlich tatsächlich spezifische Symptome niedriger Testosteronspiegel geben sollte, dann müssten sich diese unter der Testosterontherapie eindeutig und wiederholbar verändern.

Was kann die Testosterontherapie wirklich?

Die Eltern des zweijährigen Jerry dachten sich nichts dabei, als der Kleine auf Papas Muskeln herumkletterte und an seinen Body-Building-Geräten turnte. Erst als dem kleinen Jerry Pickel ins Gesicht schossen, Schamhaare wuchsen und sich der Penis vergrößerte, wurden die Eltern stutzig. Was war passiert? Jerrys Papa benutzte ein Testosterongel, das er sich auf die Schultern rieb und das später an den Trainingsgeräten kleben blieb. Dieses testosteronhaltige Gel nahm Jerry ebenfalls über die Haut auf und mutierte so zum frühreifen Muskelsöhnchen.

Aber egal ob als Spritze, Gel oder Pflaster: Eine Testosterontherapie sollte immer folgende zwei Voraussetzungen erfüllen. Erstens, die zuverlässige Diagnose eines Testosteronmangels durch einen Facharzt wie den Endokrinologen oder Andrologen. Und zweitens die eindeutige Verknüpfung dieses Testosteronmangels mit den beklagten gesundheitlichen Beeinträchtigungen. Nur dann ist eine Therapie durch die Gabe von künstlichem Testosteron gerechtfertigt. Sind diese zwei Voraussetzungen nicht erfüllt, raten aktuelle Leitlinien aufgrund des derzeit unklaren Risiko-Nutzen-Verhältnisses von einer Testosterontherapie ab.[303] Bevor wir aber potenzielle Risiken betrachten, erörtern wir zunächst den möglichen Nutzen. Welche positiven Effekte kann ich mir von einer Testosterontherapie überhaupt erhoffen?

Zu den eindeutigsten Wirkungen zählt der bereits erwähnte positive Einfluss auf die Körperfettverteilung.[204] Darüber hinaus sind weitere positive Effekte jedoch kaum belegt, weil die Qualität und Anzahl der verfügbaren Studien sehr gering ist. So endet die Suche nach belastbaren Ergebnissen oft im Klein-Klein einzelner Studien. Während einige Therapiestudien von positiven Veränderungen im Fettstoffwechsel, der Knochendichte oder Muskelkraft berichten[204], verlaufen andere Untersuchungen ergebnislos.[304] Die beobachteten Wirkungen der Testosterontherapie auf die Muskelkraft ist beispielhaft für die wenig aufschlussreiche Studienlage: Testosteron steigert die Muskelkraft[305, 306], Testosteron steigert nur einige Bereiche der Muskelkraft[307] oder Testosteron steigert keine Muskelkraft.[308, 309] Am Ende steht dann meist der verzweifelte Versuch, sich mithilfe einer Meta-Analyse überhaupt ein Bild zu machen, welches aber aufgrund der unterschiedlichen Qualität und Durchführung der Studien zwangsläufig unscharf bleibt.[310] Ähnlich verschwommen sind auch die vermuteten Wirkungen der Testosterontherapie in Hinblick auf die empfundene Lebensqualität, sexuelle Zufriedenheit, emotionalen Gemütszustände, körperliche Mobilität und verschiedene Herz-Kreislauf-Risikofaktoren.[311, 312]

Trotzdem scheint es immer mal wieder Wunder zu geben. So gelingt es in vereinzelten klinischen Studien mithilfe einer Testosterontherapie, dem metabolischen Syndrom, der Fettleibigkeit oder dem Diabetes die Stirn zu bieten.[313-315] Leider können diese vielversprechenden Ergebnisse in unabhängigen

Folgestudien nie wiederholt werden oder stehen aufgrund mangelnder wissenschaftlicher Qualität direkt im Kreuzfeuer der Kritik. Erst kürzlich wurde Testosteron auf der Jahrestagung der Endocrine Society als Wunderwaffe im Kampf gegen das metabolische Syndrom diskutiert.[316] In der vorgestellten Studie erhielten 261 Männer mit der Diagnose Altershypogonadismus über vier Jahre hinweg im Abstand von drei Monaten eine Testosteroninjektion. Im Zuge der Therapie halbierte sich die Häufigkeit des metabolischen Syndroms, von anfangs 56 % auf nur noch 30 %, der Bauchumfang schrumpfte um ganze 11 Zentimeter und sowohl Blutdruck, Insulinspiegel als auch Fettstoffwechsel verbesserten sich signifikant. Anstatt nun aber doch Testosteron ins Trinkwasser zu geben, sollten wir die Ergebnisse mit Vorsicht genießen. Zum einen müssten die beeindruckenden Effekte, die in diesem Ausmaß nie zuvor beobachtet wurden, durch unabhängige Wiederholungsstudien bestätigt werden, und zum anderen stand der Studienleiter nach Recherchen des *Spiegels* bereits 2008 in der Kritik, die behaupteten Wunderwirkungen nicht nur auf selbst produzierte Befunde zu stützen, sondern auch auf hartnäckige Nachfrage hin keine belastbaren Daten liefern zu können.[317] Es lohnt sich also immer genau hinzuschauen, wenn Testosteron zur Behandlung von Fettleibigkeit[318], allgemeinen Gesundheitsproblemen[319] oder als Teil des metabolischen Syndroms[320] präsentiert wird.

Aber vielleicht wirkt die Testosterontherapie ja in Bezug auf sexuelle Symptome wie der erektilen Dysfunktion, schwindender Libido oder morgendlicher Erektionsstörungen. Immerhin waren dies die einzigen Symptome, die in der EMAS-Studie im Zusammenhang mit niedrigen Testosteronspiegeln standen. Allen Hoffnungen zum Trotz scheint das Potenzial der Testosterontherapie aber auch in diesem Bereich überschätzt zu werden. Die männliche Libido reagiert zwar durchaus auf eine Extradosis Testosteron[321], das heißt aber nicht, dass niedrige Testosteronspiegel dem erfolgreichen Geschlechtsverkehr im Wege stehen. Getreu dem Motto, dass ein Auto mit 50 Liter im Tank auch nicht schneller fährt als mit 25 Liter, bedeuten höhere Testosteronspiegel nicht zwangsläufig mehr Spaß.[322, 323] So kann man(n) die Leistung im Bett immer noch am besten selbst beeinflussen, denn Erektionsstörungen gehen hauptsächlich auf gesundheitsschädigende Verhaltensweisen wie das Rauchen zurück.[324] Als zweiter Hauptrisikofaktor gilt das Übergewicht. Dabei genügen schon vier Stunden wöchentlicher sportlicher Aktivität, um das Körpergewicht zu reduzieren, den Testosteronspiegel zu erhöhen *und* die erektile Funktion zu verbessern.[325] Auch was die Erfolgsaussichten bei der Fortpflanzung angeht, wird Testosteron überschätzt. Erneut hat die Fettleibigkeit einen viel größeren Einfluss auf die Spermienanzahl und Spermienqualität als der Testosteronspiegel.[195] Da hilft dicken Rauchern „alles Testosteron dieser Welt nicht mehr", kommentiert der Endokrinologe Eberhard Nieschlag von der Universität Münster die Situation scharfsinnig.[317]

Unterm Strich sind die Wissenslücken rund um die Testosterontherapie enorm.[326] Die bis heute offenen Fragen verdeutlichen den drängenden Forschungsbedarf. Warum tritt eine Libidominderung auch bei Männern mit normalen Testosteronwerten auf? Weshalb erhöht eine Testosterontherapie die Knochenmasse, aber schützt nicht vor Knochenbrüchen? Und wieso beklagen auch Männer mit normalen Testosteronspiegeln die verschiedensten Alterssymptome?

Am Ende unseres Ausflugs in die Welt der klinischen Studien steht die Einsicht, dass der Nutzen einer Testosterontherapie zur Bekämpfung herkömmlicher Altersbeschwerden wissenschaftlich nicht belegt ist. Weder besteht Einigkeit über die diagnostischen Kriterien bzw. den genauen Umfang der angeblichen Symptome des Aging-Male-Syndroms noch Klarheit darüber inwiefern diese tatsächlich mit sinkenden Testosteronspiegeln zusammenhängen.[327] Vielmehr besteht Anlass zur Sorge, dass beim Aging-Male-Syndrom schlichtweg Ursache und Wirkung miteinander vertauscht werden.

Zu Risiken und Nebenwirkungen fragen Sie Ihren ...

In Anbetracht des zweifelhaften Nutzens wiegt das mögliche Risiko einer Testosterontherapie natürlich umso schwerer. Zumal es sich um eine Therapie handelt, die Alterungssymptome lindern und die Lebensqualität verbessern soll, anstatt lebensbedrohliche Krankheiten zu heilen.

Ein Blick in die Medizingeschichte verrät, dass Testosteron anfangs als Antidepressivum zur klinischen Anwendung kam. Schon 1948 beschrieb ein Fachartikel im *New England Journal of Medicine*, dass der positive Effekt von Testosteron zur Linderung der männlichen Depression seit über 10 Jahren bekannt sei.[328] In dieser frühen Studie wurden 31 Patienten entweder mit Testosteron oder leichten Elektroschocks (bis heute eine durchaus gängige Therapie zur Stimmungsbesserung stark depressiv Erkrankter) behandelt, wobei am Ende beide Therapieansätze ähnliche Effekte erzielten.[328] Die Beschreibung der Studienergebnisse unter den weiblichen Teilnehmerinnen gilt dabei als historisches Beispiel wissenschaftlicher Nüchternheit. So zeigten die Frauen nach der Testosterongabe „eine starke Überwucherung der Gesichtsbehaarung". Mit anderen Worten: einen ausgeprägten Damenbart. Als potenzielles Mittel zur Steigerung der geistigen Leistungsfähigkeit und mentalen Gesundheit ist Testosteron trotzdem immer wieder im Gespräch.[329] Ausgangspunkt dieser Vermutung ist die Beobachtung, dass

Alzheimerpatienten niedrigere Testosteronspiegel haben als gesunde Männer gleichen Alters.[330] Zusätzlich zeigen pathologische Untersuchungen verstorbener Alzheimerpatienten auch im Gehirn signifikant niedrigere Testosteronspiegel.[331] Auf der Suche nach möglichen Erklärungen für diese Beobachtungen wurde genetisch veränderten Alzheimer-Mäusen zunächst der Hoden entfernt.[332] Im Anschluss bekam ein Teil der Mäuse regelmäßig künstliches Testosteron verabreicht, während die andere Gruppe nach der Hodenentfernung ganz ohne Testosteron leben musste. Bei diesen Mäusen sammelte sich daraufhin im Gehirn eine erhöhte Menge des Eiweißes Beta-Amyloid-Protein an, das durch Verklumpung sogenannte senile Plaques bildet und damit die Funktion der Nervenzellen stört und typische Demenzsymptome auslöst. Außerdem zeigten die unbehandelten Mäuse in Verhaltenstests ein gestörtes Erinnerungsvermögen. Die Mäuse unter Testosterontherapie hingegen schnitten bei den Verhaltenstests besser ab und wiesen geringere Mengen Beta-Amyloid-Protein im Gehirn auf.

Welchen Einfluss Testosteron auf die Gehirnentwicklung haben könnte, lässt sich auch bei Singvögeln beobachten. So vergrößern sich bei den Dachsammern jedes Jahr zur Paarungszeit die für den Balzgesang zuständigen Hirnregionen. Bisher ging man davon aus, dass der Gesang für das Wachstum der entsprechenden Hirnregionen verantwortlich sei. Wissenschaftler der Universität Washington wollten es aber genauer wissen und haben dazu 19 männlichen Dachsammern ein Testosteronpräparat verabreicht und 11 weiteren Vögeln zusätzlich das Gehör operativ ausgeschaltet. Anschließend simulierten sie die Paarungssaison in einem geschlossenen Käfig.[333] Aber obwohl die tauben Ammer weitgehend verstummten, vergrößerten sich die für den Gesang zuständigen Hirnregionen genauso stark wie bei den Vögeln, die ihre

Hörfähigkeit behielten und lautstark sangen. Damit war klar, dass nicht allein der Gesang, sondern auch hormonelle Faktoren wie Testosteron das Wachstum der Hirnregionen beeinflussen.[334] Am Menschen verliefen klinische Studien zu den kognitiven Effekten der Testosterontherapie bislang jedoch weniger erkenntnisreich. Methodisch saubere Langzeitstudien fehlen gänzlich und aktuelle Reviews bescheinigen der Testosterontherapie keinerlei Effekte auf das Wahrnehmungs- oder Erinnerungsvermögen, Ausführungsfunktionen, die Aufmerksamkeit oder den Sprachfluss.[335-337]

Obwohl die jahrzehntelangen Erfahrungen zur Testosterontherapie keine schwerwiegenden Nebenwirkungen zeigen[189, 311], sorgen Ausnahmen von dieser Regel immer wieder für Aufregung. So musste im Jahr 2010 an der Boston University in den USA eine klinische Studie zur Testosterontherapie bei älteren Männern abgebrochen werden, weil sich in der Testosterongruppe kardiovaskuläre Ereignisse wie Herzinfarkt, akuter Brustschmerz oder Schlaganfall häuften.[338] Eine Beobachtungsstudie von über 1200 amerikanischen Männern unter Testosterontherapie berichtet ebenfalls von vermehrt auftretenden Herzinfarkten und Schlaganfällen bzw. einem erhöhten Sterberisiko.[339] Auch wenn beide Studien methodisch kritisiert wurden[340, 341], steht deren Veröffentlichung im *New England Journal of Medicine* bzw. *JAMA* für den gesundheitspolitischen Stellenwert der Ergebnisse. Bei der hochrangigen Publikation geht es nämlich um ein sichtbares Warnsignal gegen die voreilige und rein symptombezogene Anwendung der Testosterontherapie beim alternden Mann. Für einen vorläufigen Zwischenstand sorgten Ende 2014 die oberste amerikanische Gesundheitsbehörde FDA und die europäische Arzneimittelagentur EMA. Nach eingehender Prüfung der Datenlage lautet das Fazit, dass eine Testosterontherapie kein eindeutig erhöhtes Herz-Kreislauf-Risiko birgt und die Industrie auf den Medikamentenpackungen nicht explizit vor Herz-Kreislauf-Risiken warnen muss. Ausführlichere Produktinformationen und zusätzliche Warnhinweise müssen die Medikamentenhersteller aber trotzdem aufnehmen. Aufgrund der bestehenden Unsicherheiten bezüglich des Risiko-Nutzen-Verhältnisses rudern inzwischen auch die entsprechenden Fachgesellschaften zurück und fordern einen vernünftigen und wissenschaftlich fundierten Umgang mit dem Reizthema *Aging Male*. Entsprechend deutlich warnen aktuelle Leitlinien vor dem wahllosen und unkritischen Einsatz der Testosterontherapie als Anti-Aging-Medikament.[342]

Selbst ist der
Mann

Testosteron und Lebensstil sind untrennbar miteinander verbunden

Professor John McKinlay vom amerikanischen New England Research Institute hat schon lange keine Zweifel mehr. Bereits im Jahr 2003 wetterte der Altersforscher und Leiter der Massachusetts Male Aging Study auf der Jahreskonferenz der British Fertility Society, dass die Wechseljahre des Mannes nichts als ein Mythos sind und lediglich einen lukrativen Markt für die pharmazeutische Industrie darstellen. Seiner Auffassung nach verbirgt sich hinter der Andropause nichts anderes als die Folgen von „Faulheit, gepaart mit ungesundem Lebensstil". Schuldig sind in erster Linie überflüssige Pfunde, zu viel Alkohol und Zigaretten. Außerdem drücken Depressionen, Diabetes oder Herz-Kreislauf-Erkrankungen weitaus stärker auf den Testosteronspiegel als das gewöhnliche Altern.[343]

Trotzdem sind in der Männersprechstunde auffallend häufig 50- bis 60-jährige, gestresste, resignierte, lustlose Männer zu finden, die nicht mehr schlafen können und erschöpft sind. Aber wenn nicht Testosteron, was hilft diesen Patienten dann? Tatsächlich haben nach eingehender Diagnostik nur etwa 20 % der Patienten einen klaren Testosteronmangel. Die restlichen 80 % leiden unter einem Burn-out, Partnerschaftsproblemen oder haben schlichtweg Schwierigkeiten bei der Stressbewältigung. Alles Testosteron der Welt würde hier nichts nützen. Vielmehr verlangen die individuellen Problemlagen nach individuellen Lösungen. Dem einen hilft ein längerer Urlaub, anderen eine gute Paartherapie oder einfach mehr Zeit für eigene Interessen. Im Hinblick auf die Gesundheit, das

Wohlbefinden *und* den Testosteronspiegel führt aber ein gesunder Lebenswandel zu den nachhaltigsten Effekten. Also, selbst ist der Mann!

Den Grundstein zu dieser Erkenntnis legte bereits im Jahr 1965 ein gewisser Dr. Coppage von der Vanderbilt University in den USA. Um seine neu entwickelte Methode zur Testosteronmessung zu testen, sammelte Dr. Coppage sowohl Blutproben seiner Patienten als auch von gesunden Männern im Alter zwischen 16 und 92 Jahren.[344] Erfreulicherweise produzierte die neue Labormethode zuverlässige Ergebnisse, sodass Dr. Coppage auf einige bemerkenswerte Messwerte aufmerksam wurde. Wie erwartet hatten jüngere Männer (16–43 Jahre) zwar durchschnittlich höhere Testosteronspiegel als die Gruppe der älteren Männer (46–92 Jahre), aber Dr. Coppage ließ seinen Forschergeist nicht durch Mittelwerte trüben und nahm die Messwerte der zwei ältesten Männer nochmals genauer unter die Lupe. Schon bei der Eingangsuntersuchung wirkten die beiden 90- und 92-jährigen Männer aktiv, aufmerksam, geistig rege und jünger als ihr tatsächliches Alter es vermuten ließ. Dieser Eindruck wurde durch die Ergebnisse der Testosteronbestimmung mehr als bestätigt. Die gemessenen Testosteronspiegel entsprachen nämlich dem Durchschnittswert gesunder, junger Männer. Weil Dr. Coppage am Ende keinen statistischen Zusammenhang zwischen dem Alter der Männer und ihrem Testosteronspiegel feststellen konnte, vermutete er, dass „das einfache chronologische Alter nicht der einzige wichtige Bestimmungsfaktor zirkulierenden Testosterons sein kann".[344] Obwohl Testosteron zu diesem Zeitpunkt erst vor knapp 30 Jahren entdeckt worden war und die Forschung noch in den Kinderschuhen steckte, lag Dr. Coppage mit seiner Vermutung völlig richtig: Age is only a number.

In den darauffolgenden 50 Jahren wurde der Zusammenhang zwischen gesunder Lebensführung und intakten Testosteronspiegeln in jeder Altersstufe mehrfach bestätigt.[345] Aber während Testosteronspiegel inzwischen sehr zuverlässig gemessen werden können, ist die Erfassung einer gesunden Lebensweise nicht nur aufwendiger, sondern auch weniger eindeutig. Dazu werden verschiedene gesundheitsbezogene Gewohnheiten erfragt oder mithilfe von Tagebüchern dokumentiert. Sind Sie Nichtraucher? Treiben Sie mehr als drei Stunden Sport pro Woche? Trinken Sie weniger als sechs alkoholische Getränke am Tag? Essen Sie öfter als drei Mal Fisch und weniger als sechs Mal Fleisch pro Woche? Salzen Sie Ihr Essen selten oder nie nach? Ist Ihr BMI kleiner als 25 kg/m²? Konsumieren Sie ausschließlich fettarme Milch?

Wenn Sie nur vier dieser acht Gewohnheiten pflegen, haben Sie bereits gute Chancen, sich auch noch im hohen Alter intakter Testosteronspiegel zu erfreuen. Dabei gilt: Umso mehr gesunde Gewohnheiten Sie pflegen, desto besser. Wer alle acht Gewohnheiten bejahen kann, ist selbst im besten Alter zwischen 65 und 83 Jahren nahezu immun gegen einen Testosteronmangel.[346] Nur leider nutzen viele Männer diese Chance offenbar nicht. In einer australischen Studie mit 3500 Teilnehmern erfüllten nur knapp 5 % der befragten Männer alle acht gesunden Lebenseinstellungen. Selbst wenn nur vier gesunde Eigenschaften erfragt werden (Nichtrauchen, Normalgewicht, eine ausgewogene Ernährung und genügend sportliche Aktivität), erfüllen in den USA[347] nur 3 % und in Deutschland[348] nur 9 % der Männer alle Kriterien (in Vorpommern sind es sogar weniger als 1 %). Fairerweise muss man aber sagen, dass die Verteilung der gesundheitsbezogenen Lebenseinstellungen der berühmten Glockenkurve gehorcht. Das bedeutet, dass am anderen Ende auch nur 4 % der 23.000 befragten Deutschen gesundheitliche Totalverweigerer waren. Offensichtlich geht mit 35 % ein Großteil der Bevölkerung den Weg der goldenen Mitte und pflegt zwei der vier gesunden Eigenschaften.

Dabei geht es um mehr als nur Testosteron. Die Belohnung für einen gesunden und aktiven Lebensstil ist viel höher. Egal ob in Bezug auf Diabetes[349], Schlaganfall[350, 351], Herzinfarkt[352], Herz-Kreislauf-Erkrankungen[353] oder chronische Beschwerden[348, 354], die Anzahl der gesunden Lebenseinstellungen steht im direkten Verhältnis zum Erkrankungsrisiko. Deshalb gilt: Je gesünder der Lebensstil, desto älter wird man(n).[355, 356] Wie groß die Belohnung tatsächlich ist, lässt sich buchstäblich in Lebenszeit übersetzen. In der renommierten EPIC-Studie lebten Personen mit allen vier gesunden Lebenseinstellungen ganze 14 Jahre (!) länger als die kompletten Gesundheitsverweigerer.[357] Wird die Bedeutung der gesundheitlichen Eigenverantwortung trotz dieser erdrückenden Beweislast so dramatisch unterschätzt?

Mann tut was

Als der Renaissancekünstler Lucas Cranach d. Ä. im Jahr 1546 den *Jungbrunnen* zeichnete, erlaubte er nur Frauen den Zutritt. Inzwischen wird der Traum ewiger Jugend aber auch Männern nicht vorenthalten. So existiert heute ein gleichberechtigter Zugang zur lebensverlängernden Maßnahme Nummer 1: körperlicher Aktivität. Denn nicht nur für Elizabeth Blackburn, Medizin-Nobelpreisträgerin 2009, ist „Bewegung die einzig akzeptable Wunderwaffe gegen den körperlichen Verfall". Die positiven gesundheitlichen Effekte sportlicher Betätigung sind inzwischen unbestritten. Obendrein scheint es nie zu spät zu sein, um damit zu beginnen. Egal ob Mitte 30 oder Anfang 60, die segensreichen Wirkungen stellen sich unabhängig vom Alter ein.[358] Regelmäßige körperliche Betätigung bringt den Kreislauf in Schwung, senkt den Blutdruck, verbessert den Abtransport von Fetten zur Leber, senkt Blutfettwerte und Blutzuckerspiegel, vermindert das Risiko chronischer Erkrankungen und baut nachhaltig Stress ab.[359] Und als wäre das nicht Motivation genug, kurbelt Sport auch noch die Testosteronproduktion an. Völlig rezeptfrei treiben Fußball, Volleyball, Rugby, Rollschuhlaufen, Kraftsport und sämtliche Wettkampfsportarten den Testosteronspiegel nach oben.[360-362] Dabei ist es sogar egal, ob man(n) gewinnt oder verliert.[284] Die Feinheiten der hormonellen Reaktion stecken eher in der Trainingsdauer und dem Trainingsmuster.[363, 364] So haben Männer, die wöchentlich über drei Stunden Sport treiben, einen etwa 11 % höheren Testosteronspiegel als Sportmuffel.[365] Einmal mehr entscheidet damit also nicht das Alter, sondern die persönliche Fitness über die Höhe des Testosteronspiegels.[366]

Aber trotz dieser offensichtlichen Vorteile zeichnet sich unser Alltagsleben eher durch körperliche Inaktivität aus. Die repräsentative „Studie zur Gesundheit Erwachsener in Deutschland" belegt, dass nur ein Drittel auf ausreichend körperliche Aktivität achtet und nur ein Viertel mindestens zwei Stunden regelmäßig Sport pro Woche treibt.[367] Damit ist die sportliche Aktivität im Laufe der letzten 10 Jahren zwar leicht gestiegen, aber das von der Weltgesundheitsorganisation WHO empfohlene Mindestmaß von 2,5 Stunden mäßig anstrengender Bewegungsintensität pro Woche erfüllen 80 % der Deutschen trotzdem nicht. Auf dem Weg dorthin sind Abkürzungen leider nicht erlaubt. Im Hinblick auf den Körperfettanteil kann eine Testosterontherapie im direkten Vergleich zum körperlichen Training zwar ähnliche Effekte erzielen[368-370], aber am Ende schneiden die Sportler besser ab, weil die körperliche

Aktivität zu einer stärkeren Zunahme der Muskelmasse führt als die alleinige Testosterontherapie.[369-371] Entscheidend ist dabei das Maß der Dinge. Auch beim Sport macht die Dosis das Gift. Extreme oder übermäßige Anstrengung kehrt die positiven Effekte moderater Bewegung sogar ins Gegenteil um.[372] Zudem drosselt ein übertrieben intensives Training die Testosteronproduktion eher, anstatt sie anzukurbeln.[373-375] Es muss also nicht gleich der Start beim Ironman auf Hawaii sein. Schon tägliche 15-Minuten-Einheiten mittlerer körperlicher Anstrengung unterstützen ein gesundes Herz-Kreislauf-System.[376, 377] Steigern Sie Ihre körperliche Belastungsfähigkeit langsam und vergessen Sie dabei nicht, dass auch kleine Schritte zählen. Beispielsweise verbrennt der Körper schon im Stehen mehr Energie als im Sitzen.[378]

Tofu-Weichwurst oder Fleischeskraft

Beim Thema Männergesundheit dient auch der neugierige Blick an der Supermarktkasse dem Erkenntnisgewinn. Zeig mir deinen Einkaufswagen und ich sage dir, wer du bist. Wenn Fruchtzwerge (Kinder im Haus?), tiefgekühlte Pizza (Single?) oder schnittfester Fair-Trade-Bio-Tofu (DINK?, *double income no kids*) über das Kassenband laufen, erlaubt das nicht nur weitreichende Rückschlüsse auf den Beziehungsstatus oder den persönlichen Lebensstil, sondern offenbart auch Gesundheitschancen. Stehen beispielsweise vermehrt Obst und Gemüse auf dem Speiseplan und weniger tierische Fette, senkt dies nicht nur den Blutdruck, sondern kann einem auch den Gang in die Apotheke ersparen.[379-381] Auch der Testosteronspiegel reagiert auf Änderungen im täglichen Speiseplan. Der wohl eindeutigste Kandidat dafür ist Kaffee, denn Koffein erhöht die Durchblutung, regt das zentrale Nervensystem an und erhöht den Testosteronspiegel.[382, 383] Im Zusammenhang mit sportlicher Aktivität verstärkt der Koffeingenuss den allgemeinen Testosteronanstieg sogar noch zusätzlich.[362, 384] Mit wahren Freudenausbrüchen dürften Kaffeetrinker aber auf die Ergebnisse einer der bisher größten Ernährungsstudien reagiert haben. Anhand der Daten von mehr als 400.000 Frauen und Männern im Alter zwischen 50 und 71 Jahren wurde deutlich, dass Kaffeetrinker länger leben.[385] Also bitte noch einen doppelten Espresso mit dem Segen der Wissenschaft? Nicht unbedingt. Erstens kehrt sich der Effekt um, wenn man den erhöhten Zigaretten-, Alkohol- und Fleischkonsum von Kaffeetrinkern mitberücksichtigt, zweitens war es egal, ob der Kaffee koffeinfrei war oder nicht, und drittens würden spätestens 119 Tassen Kaffee oder 166 Tässchen Espresso zu einer tödlichen Überdosis Koffein führen. Darüber hinaus kann die lebensverlängernde Wirkung auch einfach dadurch zustande kommen, dass Kaffeetrinker weniger schädliche Flüssigkeiten wie Softdrinks oder Alkopops konsumieren. Auf den ersten Blick scheinen die beobachteten Zusammenhänge zwischen Kaffeegenuss, höheren Testosteronspiegeln und gewonnener Lebenszeit zwar verlockend plausibel, könnten letztlich aber auch auf andere, nicht berücksichtigte Faktoren zurückzuführen sein. So wurde zum Beispiel die körperliche Aktivität und deren potenzieller Anstieg nach dem Koffein-Kick nicht erhoben. Dieser hätte dann nicht nur die steigenden Testosteronspiegel erklärt, sondern auch die längere Überlebensdauer. In eine ähnliche Kategorie fällt der beobachtete Zusammenhang zwischen Vitamin-D und Testosteron. Zwar zeigen Studien, dass mit steigenden Vitamin-D-Konzentrationen auch der Testosteronspiegel steigt[386-388], aber nach Berücksichtigung des Lebensstils bzw. des allgemeinen Gesundheitszustands verschwindet dieser statistische Zusammenhang gänzlich.[387]

Finden sich im Einkaufswagen hingegen Weißbrot, Kekse, Pasta, Süßigkeiten oder Softdrinks, treiben diese zuckerreichen Lebensmittel nicht nur den Blutzuckerspiegel in die Höhe, sondern senken auch den Testosteronspiegel um bis zu 20 %.[389] Dabei kann Zucker auch eine Gefahr für die Fortpflanzung sein: Über sieben Liter Cola pro Woche senkt die Spermienanzahl und das Spermavolumen im Vergleich zu Nicht-Cola-Trinkern deutlich.[390] Aber auch wer sich von große Mengen Sojaprodukten ernährt, lebt „gefährlich". In der Fachliteratur ist der Fall eines 19-jährigen, gesunden Veganers mit auffällig niedrigem Testosteronspiegel, Erektionsstörungen und Libidoverlust beschrieben, dessen Auffälligkeiten sich ein Jahr nach Absetzen der veganen Diät wieder normalisierten.[391] Soja enthält zwar wertvolle Pflanzenstoffe, sogenannte Isoflavone, die mit einem geringeren Risiko für Brustkrebs oder Herz-Kreislauf-Erkrankungen verbunden sind[392], aber deren schwache geschlechtshormonelle Wirkung stört eben auch die Testosteronproduktion. Daher kann eine exklusive Soja-Diät durchaus den Testosteronspiegel senken.[393-395] Aber deshalb macht Soja harte Jungs nicht gleich zu Weicheiern. Die Langzeitbeobachtung von über 3500 Säuglingen, die eher Soja- statt Kuhmilch bekamen, offenbarte keine Unterschiede im Spielverhalten. Der Griff in die Spielzeugkiste ging in beiden Gruppen genauso oft zum Bagger wie zu den Spielpuppen.[396] Und auch später im Leben scheint es auf Grundlage einer Studie unter knapp 700 britischen Erwachsenen keinen Zusammenhang zwischen dem Genuss von Sojamilch und Testosteronspiegeln zu geben.[397] So können wir mithilfe einer Meta-Analyse zusammenfassen, dass die Einnahme von Soja oder Isoflavonen in den bisherigen 15 klinischen Studien keinen Einfluss auf den Testosteronspiegel hatte.[398]

Ganz entspannt im Hier und Jetzt

„Alles easy, Marihuana ist ungefährlich", hieß es damals, als süß-schwerer Haschischduft durch Universitäten und Beat-Schuppen waberte. Erst nachdem die US-Regierung Anfang der 70er-Jahre ein jährliches Forschungsetat von vier Millionen Dollar bereitstellte und den Anbau indischer Hanfpflanzen auf regierungseigenen Plantagen freigab, wurden die gesundheitlichen Auswirkungen von Marihuana erkannt. Wenig später publizierte die renommierte Fachzeitschrift *Science* die eindeutigen Forschungsergebnisse: Gewohnheitsmäßiger Marihuanakonsum war sehr viel gefährlicher als vermutet.[399,400] Außerdem entdeckten die Forscher, dass chronischer Marihuanakonsum zu einem Testosteronmangel führt. Nachdem 20 Probanden im Namen der Wissenschaft sechs Monate lang viermal täglich (!) Marihuana rauchten, sank der Testosteronspiegel um insgesamt 40 %.[401] Obwohl zwei nachfolgende Studien ergebnislos verliefen[402, 403], verdeutlicht die Veröffentlichung sämtlicher Ergebnisse im hochrangigen *New England Journal of Medicine* die damalige Relevanz. Mit dem Aufkommen neuer Drogen ebbte das wissenschaftliche Interesse an Marihuana jedoch ab und es wurde schnell klar, dass Heroin und dessen Gegenspieler Methadon den Testosteronspiegel ebenfalls senken.[404-406] Interessanterweise normalisieren sich die Werte nach einem einmonatigen Drogenverzicht wieder.[407] Aber während die hormonellen Auswirkungen des gewohnheitsmäßigen Drogenkonsums umkehrbar scheinen, weisen neue Untersuchungsmethoden auf weitaus nachhaltigere Folgeschäden hin. So machen moderne Gehirnscanner sichtbar, dass das Gehirnvolumen von Kokainabhängigen doppelt so schnell schrumpft wie bei gleichaltrigen Abstinenzlern.[408]

In die Diskussion um die Langzeitfolgen des Marihuanakonsums und die Frage, ob kiffen etwa dumm macht, mischt sich eine aktuelle Studie unter 1000 Neuseeländern im Alter zwischen 7 und 38 Jahren. Die Langzeitbeobachtung offenbarte, dass der Intelligenzquotient bei drogenfreien Probanden über die Jahre hinweg erwartungsgemäß anstieg, während sich die Intelligenz bei Marihuana-Rauchern im selben Zeitraum verringerte. Selbst wenn es als Jugendlicher gelang den Marihuanakonsum zu reduzieren bzw. gänzlich zu unterlassen, blieben die Konzentrationsfähigkeit und Aufmerksamkeit im Erwachsenenalter weiterhin eingeschränkt. Gewohnheitsmäßiger Marihuanakonsum scheint somit nicht nur den Testosteronspiegel, sondern auch die geistigen Fähigkeiten nachhaltig in Mitleidenschaft zu ziehen.[409]

Nicht weniger verheerend sind die Folgen des Alkoholmissbrauchs. Wiederum im Auftrag der Wissenschaft haben neun Gelegenheitstrinker und zwei Alkoholiker einen Monat lang tief ins Glas geschaut und zwei Fünftel ihres täglichen Kalorienbedarfs in Form von Alkohol gedeckt (das entspricht mehr als einer Flasche Schnaps pro Tag). Schon am zweiten Tag konnten die Wissenschaftler bei allen Teilnehmern einen deutlichen Rückgang des Testosteronspiegels feststellen. Am Ende des Versuchsmonats lag der Testosteronspiegel fast zwei Drittel unter dem Ausgangswert.[410] Wer mehr als 1,5 Liter Bier pro Tag trinkt, läuft aber nicht nur Gefahr, dem chronischen Alkoholkonsum zu verfallen, sondern riskiert auch hormonelle Langzeitfolgen. Noch neun Monate nach dem Entzug zeigt der gesamte Hormonhaushalt deutliche Abweichungen.[411] Als gut gemeinter Präventionshinweis gilt daher die Empfehlung, die eigene Wohnortwahl sorgfältig zu überdenken, da das Risiko einer Alkoholabhängigkeit mit jedem Kilometer zusätzlichem Abstand zur nächsten Bar sinkt.[412] Ebenso achtsam sollte man(n) bei der Suche nach Ersatzgetränken vorgehen, denn zu viel Pfefferminztee senkt ebenfalls den Testosteronspiegel.[413] Dass die Deutschen aber ohnehin immer weniger Bier trinken, sollte uns zuversichtlich stimmen. Bier ist hierzulande zwar weiterhin das meistkonsumierte alkoholische Getränk, aber seit dem Spitzen-Pro-Kopf-Verbrauch von jährlich 140 Litern zu Beginn der 90er-Jahre, erlischt der Bierdurst kontinuierlich, bis auf derzeit rund 107 Liter. Als Belohnung erwartet uns hoffentlich ein bundesweiter Anstieg der Testosteronspiegel.

Wer weniger schläft, hat auch nicht mehr vom Tag

Ob Nachtschwärmer, Frühaufsteher oder seniler Bettflüchtling, im Durchschnitt schläft der moderne Mensch etwa sieben Stunden täglich. So verbringen wir rund ein Drittel unseres Lebens im Bett.[414] Das erscheint vielleicht viel, aber historisch betrachtet gönnen wir uns immer weniger Schlaf. Noch vor 100 Jahren war die Nacht etwa eineinhalb Stunden länger. Das war aber nicht nur erholsamer, sondern auch gesünder, denn Schlafentzug gilt inzwischen als weiterer Risikofaktor für Bluthochdruck, Diabetes und Herz-Kreislauf-Erkrankungen.[415] Das Wechselspiel zwischen Testosteronspiegel, Schlaflänge und Schlafqualität stellt sich hingegen recht knifflig dar. Grundsätzlich scheinen Männer, die sechs bis acht Stunden Schlaf finden, die höchsten Testosteronspiegel zu haben.[416] Dabei ist es egal, ob es sich um Nacht- oder Tagschlaf handelt, denn der Testosteronspiegel steigt mit jeder geschlafenen Stunde.[417] So erlaubt die Anzahl der geschlafenen Stunden eine verlässliche Vorhersage des morgendlichen Testosteronspiegels.[418]

Das bedeutet im Umkehrschluss aber auch, dass kurze Nächte auf den Testosteronspiegel drücken.[419] Wird männlichen Probanden im Schlaflabor gezielt Schlaf entzogen, ist nach fünf Stunden Nachtschlaf aber nicht nur der Tagestestosteronspiegel um 10 % bis 15 % niedriger, sondern auch die Vitalität leidet messbar.[420] Am Ende ist es dem Testosteronspiegel dann allerdings egal, ob man 24 oder 48 schlaflose Stunden verbringt. Er sinkt dann zwar nicht mehr weiter, braucht anschließend aber eine 24-stündige Erholungsphase, um wieder den Ausgangswert zu erreichen.[421] Da hilft es zu wissen, dass der morgendliche Testosteronspiegel weniger stark in Mitleidenschaft gezogen wird, wenn man(n) die erste Nachthälfte auf den Beinen ist, anstatt als Frühaufsteher die Nachtruhe schon um 3.30 Uhr zu beenden.[422]

Die Frage, warum es überhaupt Nachtschwärmer und Frühaufsteher gibt, versuchten Forscher der Universität München zu enträtseln.[423] Dabei entdeckten sie, dass der sogenannte Chronotyp enger mit dem Testosteronspiegel verknüpft ist als mit der tatsächlichen Schlafdauer. So werden pubertäre Nachtschwärmer nach dem Testosteronsturm, etwa um das 21. Lebensjahr herum, wieder von ihrer inneren Uhr eingeholt und das Pendel schlägt zurück in Richtung Frühaufsteher. Das könnte auch erklären, warum Männer mit hohen Testosteronspiegeln eher Nachtschwärmer als Langschläfer sind.[424]

Für die vielfältigen Zusammenhänge zwischen Testosteron und Schlaf drängt sich aber auch noch eine ganz andere Erklärung auf. In der bisher größten Schlafstudie waren niedrige Testosteronspiegel zwar mit einem weniger erholsamen Schlaf verknüpft, aber dieser Zusammenhang erklärte sich hauptsächlich durch das höhere Körpergewicht.[425] Welche Rolle Testosteron unabhängig vom Körpergewicht für den Schlaf spielen könnte, ist derzeit jedoch ungewiss. Klinische Studien deuten zwar an, dass künstlich erhöhte Testosteronspiegel die Schlafdauer um etwa eine Stunde verkürzen[426], aber insgesamt ist die Studienlage sehr dünn und der Untersuchungsgegenstand

Schlaf nur schwer messbar. So ist es bisher noch nicht gelungen, eine größere Anzahl männlicher Probanden unter kontrollierten Bedingungen über einen genügend langen Zeitraum im Schlaflabor zu beherbergen.[414] Im Interesse des eigenen Testosteronspiegels gilt somit weiterhin das Kriterium des subjektiven Wohlbefindens. Danach dürfte die Entscheidung zwischen dem frühmorgendlichen Weckerklingeln und einer extra Mütze voll Schlaf leicht fallen. Hoffentlich genauso leicht wie der langersehnte Sonntagvormittag im Bett, denn beruhigenderweise senkt Bettlägerigkeit den Testosteronspiegel genauso wenig wie ausgedehnte Weltraumflüge.[427]

Im Kloster leben Männer länger

Das sollte dem Aging Male eigentlich Mut machen. Ausreichend Schlaf, genügend Bewegung, eine ausgewogene Ernährung, mäßiger Alkoholgenuss und schon trotzt der Testosteronspiegel dem Alter. Die vorgestellten Studien zum Zusammenhang zwischen Lebensstil und Testosteron belegen die potenzielle Umkehrbarkeit niedriger Testosteronspiegel. Auch die vielfältigen Beschwerden des angeblichen Aging-Male-Syndroms können über einen gesunden Lebenswandel wirkungsvoll verbessert werden. Sogar Erektionsstörungen, dem viel diskutierten Hauptsymptom des Aging-Male-Syndroms, lassen sich so beikommen. In einer Interventionsstudie bei 110 Männern mit starkem Übergewicht und Erektionsstörungen wurde die eine Hälfte der Männer zur Reduktion der Kalorienaufnahme und Steigerung der körperlichen Aktivität zwei Jahre lang intensiv betreut, während die andere Hälfte der Männer lediglich Standardempfehlungen zur gesunden Lebensführung erhielt. Anders als erwartet, schrumpfte bei den intensiv betreuten Männern aber nicht nur der mittlere

BMI von 37 auf 31 kg/m², sondern auch die sexuelle Leistungsfähigkeit verbesserte sich bei einem Drittel der Männer deutlich.[428] Einmal mehr ist damit das Körpergewicht die wichtigste Stellschraube der Altersuhr, denn ein Anstieg des BMI
um vier bis fünf kg/m² entspricht einer Testosteronsenkung
von etwa 10 Altersjahren.[429] Selbst wenn der Testosteronspiegel
eines 70-Jährigen im Einzelfall nur die Hälfte eines 20- oder
30-Jährigen betragen kann, reicht das für eine Erektion völlig aus. So haben rund 95 % der gesunden 40-, 50-, 60- und
70-Jährigen ausreichend Testosteron im Blut[430] und allerbeste
Chancen, dass das bei einem aktiven Lebensstil und der Abwe-
senheit von chronischen Erkrankungen auch so bleibt.

Aber trotz unzähliger Studien[431-435] und Empfehlungen[436-439], wie ein glückliches, gesundes und langes Leben aussehen könnte, ist die bevölkerungsweite Umsetzung dieser Erkenntnisse offenbar mangelhaft. Besagte Minimalforderung
aus Normalgewicht, Nichtrauchen, ausgewogener Ernährung
und regelmäßigem Sport erfüllen nur 3 % der Bevölkerung.[347]
Es scheint, als hätten wir kein Erkenntnisproblem, sondern
ein Umsetzungsproblem.[440] Schon vor über 20 Jahren wurde
in einem vielbeachteten Fachartikel aufgedeckt, dass Tabak-
konsum, Fehlernährung und Bewegungsmangel dafür verantwortlich sind, dass die Hälfte aller Todesfälle verfrüht eintre-
ten.[441] Trotz dieser aufrüttelnden Erkenntnisse hat sich seitdem aber nur wenig getan.[442] Verschärfend kommt hinzu, dass
Männer ohnehin früher sterben als Frauen. So erreichen Männer in Deutschland ein durchschnittliches Alter von etwa 78
Jahren, während Frauen rund 83 Jahre alt werden. Im internationalen Vergleich der durchschnittlichen Lebenserwartung
landen deutsche Männer damit auf Platz 22. Aktueller Spit-
zenreiter auf der Rangliste der United Nations sind die Islän-
der mit 79,6 Jahren und das Schlusslicht auf Platz 192 ist Sierra
Leone mit nur 43,8 Jahren.[443]

Dass Männer in Deutschland früher sterben als Frauen, ist dabei keine Ausnahme. Die meisten Gesellschaften mit einem entwickelten Gesundheitssystem zeigen ein ähnliches Sterblichkeitsmuster. Nur unter wirklich schlechten Lebensbedingungen sterben beide Geschlechter gleich jung. Wie etwa in Botswana, wo Frauen und Männern dieselbe durchschnittliche Lebenserwartung von etwa 37 Jahren besitzen, oder vor 100.000 Jahren, als die Erde noch unverschmutzt und die CO_2-Bilanz ausgeglichen war, aber die durchschnittliche Lebenserwartung trotzdem nur 20 Jahre betrug. Der wohl dramatischste Unterschied in der Sterblichkeit ist derzeit allerdings in Russland zu beobachten, wo Frauen im Durchschnitt 72 Jahre alt werden, wohingegen Männer schon mit 59 Jahren versterben.

Bevor wir aber die Frage klären, warum Männer nun eigentlich früher sterben als Frauen, muss erst einmal der pubertäre Testosteronsturm als Hauptangeklagter freigesprochen werden. Es sind nicht die vermehrten Begegnungen mit Brandenburger Alleebäumen, waghalsige Mutproben oder sonstige testosteronbefeuerte Risikomanöver, die Männer am Ende mit fünf verlorenen Lebensjahren bezahlen. Selbst in höheren Altersstufen beträgt die Restlebenserwartung bei über 65-jährigen Frauen noch 19,7 Jahre, bei Männern hingegen nur 15,6 Jahre.[444] Für die längst überfällige Aufklärung dieser Sterblichkeitsunterschiede sorgte der Demograf Marc Luy mit seiner viel zitierten Klosterstudie.[445] Da Nonnen und Mönche einen sehr ähnlichen, einfachen Lebensstil pflegen, bietet das Klosterleben geradezu perfekte „Laborbedingungen", um geschlechtsspezifische Unterschiede in der Lebenserwartung zu erforschen. Anhand der gesammelten 11.600 Lebensverläufe aus zwölf bayerischen Klöstern konnte Luy eindrucksvoll belegen, dass die Mönche dank Alkoholverzicht, Nikotinabstinenz und wenig beruflichem als auch privatem Stress fast genauso alt wurden wie die Nonnen. Am Ende betrug der Unterschied in der durchschnittlichen Lebenserwartung nur noch knapp ein Jahr.[445] Ähnliche Beobachtungen wurden auch aus israelischen Kibbuzim berichtet.[446]

Somit geht der fünfjährige Lebenserwartungsunterschied zwischen Frauen und Männern weniger auf die Genetik (Anlage), als vielmehr auf den Lebensstil (Umwelt) zurück. Obwohl die genauen Anlage-Umwelt-Anteile immer wieder lebhaft diskutiert werden[447], gibt es auf jeden Fall kein Todesgen oder ein genetisch voreingestelltes Lebensalter.[448] Dazu hat die Rotterdam-Studie rund 6000 Teilnehmer über 15 Jahre beobachtet und insgesamt 126 Variablen zur Vorhersage der Sterblichkeit untersucht. Neben dem Alter und Geschlecht als den wichtigsten Faktoren, wurde die Sterblichkeitsprognose vor allem durch den aktuellen Gesundheitszustand und vorliegende Erkrankungen beeinflusst. Unterm Strich hatten genetische Faktoren nur einen sehr geringen Einfluss auf die Vorhersage.[449] Wenn es aber kein festgelegtes, genetisches Alterungsprogramm gibt, dann bedeutet das einmal mehr, dass die Risikofaktoren für einen frühzeitigen Tod überwiegend vom persönlichen Lebensstil geprägt werden. Dabei geht es aber weniger um Anti-Aging – älter werden wir schließlich von allein – nein, es geht um Good-Aging. Während Anti-Aging unterstellt, dass sich der zeitliche Prozess des Alterns aufhalten oder zumindest verlangsamen ließe (je teurer die Anti-Falten-creme, desto größer die Versprechungen), rückt Good-Aging den gesunden Lebenswandel in den Mittelpunkt. Der damit verbundene Gewinn an Lebensqualität und Lebenszeit steht selbstverständlich jedem Mann offen, auch ohne dafür ins Kloster ziehen zu müssen.

Menopause, Andropause oder gar keine Pause

Aber wie wird es weitergehen beim Thema Aging Male und Testosteron? Der Blick in die Zukunft reicht in diesem Fall zurück in die Vergangenheit. Denn aus der Geschichte der Hormonersatztherapie bei der Frau lässt sich auch für den Mann viel lernen. Die mit der letzten Regelblutung abrupt endende Hormonproduktion der Eierstöcke markiert im Leben vieler Frauen einen tiefen Einschnitt. Hinzu kommen vielfach belastende Folgebeschwerden wie Hitzewallungen oder Schlafstörungen. Gleichzeitig steigt nach der Menopause das Risiko für Osteoporose und Herz-Kreislauf-Erkrankungen. Zur Behandlung und Vorbeugung dieser Beschwerden und Risiken war die Hormonersatztherapie mit künstlichem Östrogen lange Zeit die bedenkenlos eingesetzte Allzweckwaffe im Kampf gegen die Wechseljahre der Frau. Ähnlich wie heute bei der Testosteronersatztherapie, eilte die massenhafte Verschreibung von Östrogen auch damals dem wissenschaftlichen Erkenntnisstand um Jahre voraus. Erst als die Women's Health Initiative (WHI) Studie im Jahr 2002 erste Ergebnisse veröffentlichte, regten sich Zweifel an den behaupteten Wirkungen der Hormontherapie.[450]

Obwohl die WHI-Studie die mit Abstand konsequenteste und größte jemals durchgeführte Untersuchung zur Wirkung der Östrogentherapie war, musste die Studie nach nur fünf Jahren abgebrochen werden. Was war passiert? Nachdem zwischen 1993 und 1998 knapp 17.000 post-menopausale Frauen im Alter zwischen 50 und 79 Jahren in 40 Kliniken der USA entweder mit Östrogen oder einem Placebo behandelt wurden, zeigten die hormontherapierten Frauen zwar signifikant weniger Knochenbrüche und ein geringeres Brustkrebsrisiko als die Frauen ohne Östrogenersatz, aber nur um den Preis eines erhöhten Risikos von Herz-Kreislauf-Erkrankungen.[451] Als sich abzeichnete, dass die tatsächlichen Risiken der Therapie den erwarteten Nutzen aufwiegen bzw. unter Umständen sogar übersteigen, musste die Studie gestoppt werden. In der Folge überarbeiteten die entsprechenden Fachgesellschaften ihre Leitlinien zur Östrogentherapie. Dies führte zu einer größeren Zurückhaltung bei der Verschreibung entsprechender Präparate und einem vermehrten Interesse an pflanzlichen Alternativen. Aber trotz der geäußerten Kritik, dass die Verallgemeinerbarkeit der Ergebnisse bei einem Durchschnittsalter der Teilnehmerinnen von 63 Jahren stark eingeschränkt sei, lauten die abgeleiteten Empfehlungen: „Ja" für die Östrogentherapie zur Beseitigung akuter Wechseljahresbeschwerden und „Nein" zur Prävention und Therapie chronischer Erkrankungen. Auch zur Vorbeugung und Behandlung von Osteoporose gilt Östrogen seitdem nicht länger als Mittel der Wahl.[451]

Angesichts dieser lebensrettenden Erkenntnisse zum Risiko-Nutzen-Verhältnis der Östrogentherapie bei der Frau wäre eine vergleichbare wissenschaftliche Anstrengung aufseiten des Mannes mehr als überfällig.[452] Aber wie wir gesehen haben, gibt es bis heute keine belastbaren Langzeitstudien zu den Effekten der Testosterontherapie beim Mann. So wird es schwer, den fast 30-jährigen Forschungsvorsprung auf dem Feld der weiblichen Hormontherapien einzuholen. In der Zwischenzeit kann man(n) aus der Geschichte der Östrogentherapie trotzdem eine ganze Menge lernen. So haben sich die anfangs überzogenen Versprechungen und Heilserwartungen im Lichte der Wissenschaft nicht erfüllt. Am Ende war das Risiko-Nutzen-Verhältnis bestenfalls ausgeglichen. Auch das Erinnerungsvermögen und die kognitive Funktion bzw.

Gedächtnisleistung zeigten keine nennenswerten Veränderungen.[453] Somit könnte die Geschichte der Östrogentherapie als Blaupause für die Testosterontherapie des Aging Male gelten. Denn wie heißt es bei Marx so schön: „... alle großen weltgeschichtlichen Tatsachen ereignen sich sozusagen zweimal (...) das eine Mal als Tragödie, das andere Mal als Farce."

Testosteron

und die Krise
des neuen Mannes

Gesünder und älter, aber irgendetwas fehlt

Ignorieren wir für einen Moment die medialen Katastrophenszenarien rund um den demografischen Wandel und den Untergang unserer vergreisten Republik, dann lautet die gute Nachricht dahinter: Die Chancen, geistig und körperlich fit ein wirklich hohes Alter zu erreichen, waren noch nie höher als heute.[454] Vor 100 Jahren betrug die Lebenserwartung der Deutschen kaum 50 Jahre. Dahingegen können Frauen und Männer des Jahrgangs 2012 damit rechnen, durchschnittlich 83 Jahre bzw. 78 Jahre alt zu werden.

Über die Grenzen dieses historischen Zugewinns an Lebenszeit ist sich die Fachwelt derweil noch uneinig. Ausgangspunkt der Diskussion ist eine inzwischen legendäre Forschungsarbeit der beiden Bevölkerungswissenschaftler Oeppen und Vaupel. Darin versammelten sie weltweite Daten zur maximalen Lebenserwartung zwischen den Jahren 1840 und 2002. So belegte beispielsweise Schweden im Jahr 1840 mit einer Lebenserwartung von nur 45 Jahren den Spitzenplatz oder Norwegen 1960 mit 75 Jahren. Trägt man nun sämtliche Bestmarken der letzten 160 Jahre in ein Koordinatensystem ein und legt eine Gerade hindurch, entsteht ein verblüffender Zusammenhang: ein linearer Anstieg der Lebenserwartung.[455] Aber wird es immer so weitergehen? Werden wir bald alle 120 Jahre alt?

Beim Grabenkampf zwischen den Befürwortern eines weiteren Anstiegs und den Verfechtern einer natürlichen Grenze der Lebenserwartung ergibt sich für den Beobachter ein amüsanter Schlagabtausch. Auf der einen Seite steht die theoretische Behauptung: „85 Jahre – älter wird im Durchschnitt keiner"[456] und auf der anderen Seite ein unveränderter Anstieg der Lebenserwartung. Diese lag in Japan schon im Jahr 2007 bei 86 Jahren. Das bedeutet, dass der kontinuierliche Zuwachs der Lebenserwartung seit der Publikation von Oeppen und Vaupel weiterhin ungebrochen ist. Tatsächlich spricht einiges dafür, dass das Ende der Fahnenstange noch lange nicht erreicht ist. Die anhaltende Verbesserung ökonomischer, sozialer, medizinischer und kultureller Bedingungen lässt eine weitere Verlängerung der durchschnittlichen Lebensspanne erwarten.

Der kritische Leser mag nun einwenden, dass wir vielleicht immer länger leben, aber deshalb nicht unbedingt gesünder, geschweige denn glücklicher altern. Dem lässt sich entgegnen, dass der erfreuliche Anstieg der Lebenserwartung mit einer Zunahme gesunder Lebensjahre verbunden ist, sodass wir tatsächlich länger von schwerer Krankheit verschont bleiben, anstatt nur das Leiden auszudehnen.[454] Hingegen scheint die Antwort auf die Frage, ob länger leben auch glücklicher macht, davon abzuhängen, zu welchem Zeitpunkt man gefragt wird. Denn die Lebenszufriedenheit ist stark altersabhängig. So ergibt sich über den Lebensverlauf eine U-förmige Glückskurve. Ausgehend vom jugendlichen Thron der Glückseligkeit sinkt das Wohlbefinden über das dritte und vierte Lebensjahrzehnt, bis es mit Anfang 50 wieder kontinuierlich bergauf geht. Dabei erreicht das Wohlbefinden im Alter nicht nur erneut jugendliche Ausmaße, sondern übersteigt das Glücksempfinden der Jugend sogar.[457] Ähnliche Ergebnisse erzielte eine Befragung zur sexuellen Zufriedenheit unter knapp 1200 Norwegern. Dabei schätzten die über 60-jährigen Männer ihre sexuelle Zufriedenheit ähnlich positiv ein wie die jüngeren Landsleute zwischen 20 und 30 Jahren. Zwar hatten die Älteren deutlich weniger Sexualkontakte und häufiger Erektionsprobleme, aber die Zufriedenheit mit ihrem Sexualleben blieb sehr lange erhalten.[458] Warum? Weil sich äußere Umstände wie der Gesundheitszustand zwar objektiv verschlechtern können, aber die subjektive Art des persönlichen Umgangs mit diesen Veränderungen viel entscheidender ist.[459]

Umso deutlicher schlägt sich eine positive Alterswahrnehmung auf die gefühlte Lebensqualität und die tatsächliche Lebensdauer nieder.[460] Langzeitbeobachtungen zur bundesdeutschen Lebenszufriedenheit im Alter zwischen 70 und 100 Jahren belegen, dass die Lebenszufriedenheit trotz des hohen Alters erst rund vier Jahre vor dem Lebensende sinkt.[461, 462] Das bedeutet, dass die Nähe zum eigenen Tod die Lebenszufriedenheit viel stärker beeinflusst als das tatsächliche Lebensalter. Insgesamt scheinen also realistische Erwartungen an das persönliche Altern eine Schlüsselrolle zu spielen. Als Vorbild könnten dabei die Gewinner von Bronzemedaillen dienen. Die kehren im Vergleich zu Silbermedaillengewinnern nämlich messbar glücklicher von Olympischen Spielen zurück, weil sie eher davon ausgingen, überhaupt keine Medaille zu gewinnen, anstatt dem verpassten Gold nachzutrauern.[463]

Tatsächlich scheint es immer weniger um Quantität als vielmehr um Qualität zu gehen. Inmitten der Sommerpause zur Euro-Dauerkrise wurden 1000 Deutsche im Auftrag der Bertelsmann Stiftung nach persönlich wichtigen Dingen befragt. Die Topantwort lautete „Gesundheit", gefolgt von „Zufriedenheit mit der persönlichen Lebenssituation" und „Schutz der Umwelt". Weit abgeschlagen landete „Geld und Besitz sichern bzw. mehren" auf dem letzten Platz. Gleichzeitig sank die Wachstumsgläubigkeit der Deutschen innerhalb der vergangenen zwei Jahre erheblich. Nur noch 36 % der Befragten (2010 waren es noch 50 %) erachteten wirtschaftliches Wachstum als „sehr wichtig" für die Lebensqualität unserer Gesellschaft. So sickert der Postmaterialismus allmählich durch alle Altersgruppen und Bildungsschichten. Die ehemaligen Trümpfe „mein Haus, mein Auto, mein Pony" scheinen zu verblassen. Höchste Zeit also, die Definition von Lebensqualität auf neue Beine zu stellen.

Dem Geheimnis eines gelungenen Lebens auf der Spur, begleiten Forscher seit über 70 Jahren 268 Absolventen der US-Eliteuniversität Harvard aus den Jahrgängen 1939 bis 1945. Dabei bestätigt die berühmte Grant-Studie aber nicht nur die Gültigkeit großmütterlicher Ratschläge. Ja, regelmäßige körperliche Bewegung, wenig Alkohol, Nikotinabstinenz und Normalgewicht machen ein glückliches Leben wahrscheinlicher. Der mit Abstand wichtigste Lebensqualitätsfaktor, den die Forscher finden konnten, waren herzliche und innige Beziehungen. Und zwar nicht nur exklusiv zum Lebenspartner, sondern im Sinne einer menschenliebenden und einfühlsamen Verbindung zu anderen.[464] Der Glückseffekt dieses Schlüsselfaktors schlägt sich sogar in Lebensjahren nieder. So werden nicht nur Männer älter, die sich um eine intensive Bindung zu ihrem Kind bemühen und nach der Geburt mehrere Monate frei nehmen.[465] Ganz allgemein gilt, dass Freundschaften das Leben verlängern.[466]

Wann ist ein Mann ein Mann?

Rund um die Themen Testosteron und Männlichkeit hat sich ein hohes Verunsicherungspotenzial entwickelt. Der Paukenschlag zum Jahresanfang 2012 hat seine Wirkung jedenfalls nicht verfehlt. Seit Nina Pauer in der *ZEIT* die Identitätskrise der „Schmerzensmänner" ausrief, ist in den Feuilletons der Republik eine hitzige Debatte um das neue jungmännliche Rollenverständnis entbrannt. Der junge Mann von heute: verkopft, gehemmt, unsicher, nervös und ängstlich, melancholisch und ratlos. Er hat seine Rolle verloren. In einer begrüßenswerten Mentalitätsreform des testosteronbefeuerten Alpha-Männchentums hat Mann sich verstärkt neue Attribute zugelegt: einfühlsam, reflektiert, rücksichtsvoll und gerne auch mal schwach. Aber nun beklagt Pauer, der Schmerzensmann habe sich hyperreflektierend, ständig bemüht sein Handeln und Fühlen sensibel wahrzunehmen, nach außen zu kehren und zu optimieren, auf einer ewigen Metaebene verheddert. Prototypisch singen dazu blondgelockte Gitarrenbarden der neuen Deutschpoeten um Tim Bendzko, Philipp Poisel und Max Prosa Songzeilen wie: „Hab gehofft, dass es auch ohne all die plumpen Worte geht / Mein ‚Ich liebe dich‘ waren Bilder, die man vielleicht nicht leicht versteht."

Diese neue Innerlichkeit schreit geradezu nach einer Antithese. Um aus verweichlichten Buben echte Männer zu machen, hat Burger King im Jahr 2008 die *Mancademy* gegründet. Die Botschaft ist eindeutig: „Was braucht ein echter Mann? Richtig, Testosteron!" In der professionellen Marketingkampagne wird mit Krokodilen gerauft, auf offener Flamme Fleisch gegrillt und das verführerische Duftwässerchen „Flame by BK" (mit leichter Fleischnote!) beworben. Als konsequenter Gegenentwurf zum Schmerzensmann, der sich täglich wäscht, den Müll runterbringt und keine Geburtstage vergisst, schwenkt das Pendel also zurück und testosterondampfende Machos mit sprießendem Brusthaar und breiten Schultern betreten die Bühne. Demnach hat ein Mann nach Schweiß zu riechen, fährt Autos mit dreistelliger PS-Zahl, treibt Kampfsport und trinkt anschließend mit den Kumpels.

Es steht also Aussage gegen Aussage. Während die einen das Ende des Alpha-Männchentums verkünden, fordern die anderen Testosterontugenden wie Körperkraft, Siegeswille, Schmerztoleranz und Tapferkeit. Diese höchst widersprüchlichen Erwartungen treiben den modernen Mann in die Enge. Traditionelle Rollenbilder verlangen immer noch Leistung, Erfolg und Durchsetzungsvermögen, wobei neumännliche Tugenden wie Einfühlsamkeit, Kommunikationstalent und Diplomatie ebenfalls im Kurs steigen. Die daraus resultierende Verunsicherung bzw. Orientierungslosigkeit ist tatsächlich messbar. In der SINUS-Studie werden in regelmäßigen Abständen unterschiedlichste Haltungen zur Gleichstellung, zu Rollenbildern und Lebensentwürfen erhoben. Dabei zeigen junge Männer erheblich größere Zukunftsängste im Vergleich zu den Frauen.

Es geht aber um mehr als nur die Frage, wer den Abwasch macht. Die Ordnung der Geschlechter ist in Gefahr. Gewissheiten sind zu einem knappen Gut geworden. Mit dem Verlust „der natürlichen Ordnung der Geschlechter" führen die heute zu beobachtenden vielfältigen Lebens- und Familienentwürfe zu einer großen Verunsicherung hinsichtlich des gültigen Männlichkeitsideals. Wann ist ein Mann also ein Mann? Testosteron bei der Beantwortung dieser Frage einfach vor den Karren des Idealmannes zu spannen, greift jedenfalls zu kurz. Der Verlust überholter Selbstverständlichkeiten ist auch nicht mit einer Krise des Mannes gleichzusetzen. Zum einen blieb in den letzten Jahrzehnten kein Gesellschaftsbereich von massiven Umwälzungen verschont, und zum anderen bietet der von Hermann Hesse beklagte „Zerfall der Kulturgeborgenheit" auch die Chance, die traditionelle Engführung der Männerrolle, reduziert auf Leistung, Sach- und Fachwissen, Konkurrenz, Willenskraft, Härte und

Kontrolle, zu erweitern. Aus diesem Grund ist der Vergleich der aktuellen Situation des Mannes mit den Dinosauriern kurz vor ihrem Aussterben mehr als übertrieben.[467] Das herbeigeschriebene „Ende der Männer" ist so haltlos, dass es der Autorin Hanna Rosin in dem gleichnamigen Bestseller schon in der Widmung ein Bedürfnis war, sich bei ihrem Sohn für den Titel zu entschuldigen.[468]

Sicherlich befindet sich einiges im Umbruch, wobei das traditionelle Männlichkeitsbild an Allgemeingültigkeit verliert. Aber Wandel ist nicht gleichbedeutend mit Untergang, sondern eher mit einem Übergang vom Bekannten zum Unbekannten. Anstatt der kompletten Verdrängung eines Ideals durch ein anderes werden die unterschiedlichen Rollenbilder eher bunter und durchlässiger. Je nach sozialem Umfeld, Bildung, Herkunft und Wohnort lassen sich alle denkbaren Spielarten gelebter Männlichkeit beobachten. Wir sollten deshalb weniger *entweder-oder*, statt vielmehr *sowohl-als-auch* denken, denn unterschiedliche gesellschaftliche Milieus bringen unterschiedliche Männertypen hervor. Und der Schmerzensmann oder das testosterondampfende Alpha-Männchen sind eben nur zwei davon. Das Normalitätsfeld des Männlichen hat sich inzwischen viel weiter aufgespannt, als die stilisierten Rollenbilddiskussionen es vermuten lassen. In dieser neuen Unübersichtlichkeit scheinen sich viele Männer aber erstaunlich gut zurechtzufinden. Getragen durch Offenheit, Kreativität und Zuversicht finden individuelle Suchprozesse zunehmend unter eigener Regie statt. So entdeckt heute jeder seine Männlichkeit für sich selbst. Auch wenn das Ergebnis dieses Wandels offen ist, können wir davon ausgehen, dass ihn am Ende mehr Männer als Dinosaurier erlebt haben werden.

Testosteron und andere Gerüchte
des Geschlechterkampfs

Richard David Precht meinte es sicherlich nur gut. Im Interview mit dem Frauenmagazin *FÜR SIE* wollte der Popstar-Philosoph mal so richtig mit den Klischees zum Thema Geschlechterintelligenz aufräumen und erklärte: „Fast alles, was darüber in den letzten Jahren behauptet wurde, stimmt nicht. Der Unterschied in der Hardware zwischen Frauen und Männern ist minimal." Der philosophische Höhenflug endete jedoch abrupt, als Precht anschließend die *wirklichen* Unterschiede zwischen Frauen und Männern aufklärte: „Was sich unterscheidet, ist die Software. Die Neurochemie ist anders. Weibliche Estradiole haben andere Qualitäten als männliche Testosterone. Testosteron ist in höheren Dosen giftig und macht blöd. Ein höherer Ausstoß an Estradiol schränkt dagegen die Gehirnfunktion nicht im gleichen Maße ein. So betrachtet haben Frauen doch einen Vorteil."

Anstelle anatomischer Unterschiede des Gehirns müssen nun „Testosterone" und „Estradiole" zur Begründung etwaiger Differenzen zwischen Frauen und Männern herhalten. Damit erweist uns Precht lediglich den Bärendienst, einen inzwischen etwas angestaubten Neurosexismus durch einen modernen Endosexismus zu ersetzen. Der Soziologe und Journalist Christoph Kucklick hat diese Argumentationslinie konsequent zu Ende gedacht und formulierte spitz: „Männer reißen ein, Frauen bauen auf. Testosteron zerstört, Östrogen heilt."[469]

Um die gängigen Vorurteile zu studieren, genügt ein Blick in die Tagespresse. Dort verströmen Altherren-Chefetagen den Geruch „ranzigen Testosterons", weil in der „mit Testosteron geschwängerten Geldwelt" allzu oft „Politik auf höchster

Testosteronebene" gemacht wird. Der Zukunftsforscher Matthias Horx erklärt, dass die „Finanzkrise auch eine Testosteronkrise ist"[470], in die uns wahrscheinlich die „testosterongetriebene Basta-Politik" des „Testosteron-Kanzlers Gerhard Schröder" hineinmanövriert hat, der SPD-intern übrigens den Spitznamen „Don Testosteron" trug. Und weil Testosteron offensichtlich keine gute Presse hat, kommen auch Männer in zahllosen Titelgeschichten schlecht weg: „Schlaue Mädchen – Dumme Jungen"; „Jungs – Das schwache Geschlecht"; „Junge Männer – Die gefährlichste Spezies der Welt." In seinem aufschlussreichen Buch *Das unmoralische Geschlecht* hat Christoph Kucklick den historischen Wurzeln dieses negativen Männerbildes nachgespürt.[471] Statt reflexhaft den Feminismus zum Hauptschuldigen des verbreiteten Männerhasses zu erklären, weist Kucklick beeindruckend nach, dass die Geburt des männlichen Zerrbildes zeitlich weit vor dem Feminismus lag. Mit Beginn der Moderne wurde die alte Welt samt ihren festen Hierarchien, Ständen und Traditionen aus den Angeln gehoben und durch Individualisierung, Arbeitsteilung und vervielfältigte soziale Rollen schrittweise in ein komplexes Gebilde namens „moderne Gesellschaft" überführt. Und wie hat man sich inmitten dieser weitreichenden gesellschaftlichen Umbrüche beholfen? Mit einfachen Erklärungen. Weil der Mann das potenziell Neue, Unbekannte und Problematische befördert, ist er schlecht, während die Frau als Bewahrerin und Hüterin des Bekannten gut ist. Zwillingsgleich schreiten somit Moderne und verteufelte Männlichkeit seit etwa 1800 untrennbar durch die Zeit. Kucklicks Fazit dazu lautet: „Das Unbehagen an der Moderne wurde zum Unbehagen am Mann. Und umgekehrt."[469] Deshalb liegt es so nah, Testosteron zum Sündenbock eines vagen Unbehagens an der Gesellschaft zu erklären und als Ventil zur Reduktion sozialer Komplexität zu missbrauchen.

Aus diesem Grund sind die lebhaften Debatten um Geschlechterrollen und Männlichkeitsbilder auch immer Kampfzonen, in denen es um Fragen der gesellschaftlichen Ordnung geht. Somit ist das Geschlecht, ähnlich wie das Alter, nicht nur eine biologische, sondern auch eine soziale Kategorie. Es wird als Prinzip gesellschaftlicher Organisation herangezogen, um das Zusammenleben auf Grundlage polarer Rollenzuschreibungen („Männer sind so und Frauen sind so") zu strukturieren. Die Formel „doing gender" meint dabei, dass das Geschlecht bereits im Kindes- und Jugendalter über soziale Interaktionen tagtäglich reproduziert und verfestigt wird. Auch wenn das Geschlecht heute in zwei deutlich getrennten Kategorien verhandelt wird, macht die historische Betrachtung klar, dass auch diese Kategorien erst konstruiert werden mussten. Bis weit ins 18. Jahrhundert hinein wurde die Frau im Rahmen des biologischen Ein-Geschlechtsmodells als „weniger gut gelungene Version" des Mannes betrachtet. So hatten beispielsweise die weiblichen Geschlechtsorgane überhaupt keine eigene Bezeichnung. Die Vagina galt als nach innen gestülpter Penis und die Gebärmutter als Gegenstück zum Hodensack.[472] Mit der zunehmenden Zweiteilung der Geschlechter entstand zum Ende des 18. Jahrhunderts hin das Konzept der „Geschlechtscharaktere", das bis in die heutige Zeit nachwirkt. Die in der Ausgabe des Brockhaus von 1815 beschriebene, fantasievolle Vielfalt konträrer Geschlechtsbeschreibungen und Verhaltenserwartungen könnte kaum aktueller sein:[472]

„Daher offenbart sich in der Form des Mannes mehr die Idee der Kraft, in der Form des Weibes mehr die Idee der Schönheit ... Der Geist des Mannes ist mehr schaffend, aus sich heraus in das Weite wirkend, zu Anstrengungen zur Verarbeitung abstracter Gegenstände, zu weitaussehenden Plänen geneigter; unter den Leidenschaften und Affecten gehören die raschen, ausbrechenden dem Manne, die langsamen, heimlich in sich selbst gekehrten dem Weibe an. Aus dem Manne stürmt die laute Begierde; in dem Weibe siedelt sich die stille Sehnsucht an. Das Weib ist auf einen kleinen Kreis beschränkt, den es aber klarer überschaut; es hat mehr Geduld und Ausdauer in kleinen Arbeiten. Der Mann muß erwerben, das Weib sucht zu erhalten; der Mann mit Gewalt, das Weib mit Güte oder List. Jener gehört dem geräuschvollen öffentlichen Leben, dieses dem stillen, häuslichen Circel. Der Mann arbeitet im Schweiße seines Angesichts und bedarf erschöpft der tiefen Ruhe; das Weib ist geschäftig immerdar, in immer ruhender Betriebsamkeit. Der Mann stemmt sich dem Schicksal selbst entgegen, und trotzt schon zu Boden liegend der Gewalt; willig beugt das Weib sein Haupt und findet Trost und Hilfe noch in seinen Thränen."

Ein Blick auf die Titel aktueller Bestseller verrät, dass sich in den letzten 200 Jahren tatsächlich nicht viel getan hat: „Warum Männer lügen und Frauen immer Schuhe kaufen", „Männer sind vom Mars, Frauen von der Venus", „Das Ende der Männer: und der Aufstieg der Frauen." Als Ausgangspunkt dient dabei nach wie vor das dualistische Zwei-Geschlechter-Modell. Besonders beliebt ist aber der Rückgriff auf Hormone. Dass es sich bei diesen auch noch um „Geschlechtshormone" handelt, kann als literarischer Glücksfall gewertet werden. So lässt sich jedes beliebige Verhalten mithilfe biologischer Prozesse der Hormonproduktion und -verteilung begründen und am Ende erscheinen die Geschlechterverhältnisse dank der biologischen Argumentationsführung als absolut und unumstößlich.

Nur leider ist der Erkenntniswert, Hormonen oder Männern die als unsicher und bedrohlich empfundene moderne Gesellschaft in die Schuhe zu schieben, sehr gering und trägt wenig zum besseren Verständnis der Welt bei. Auch wenn Sozialpsychologen noch streiten, ob 50 oder 75 % der Persönlichkeitsmerkmale zwischen Frauen und Männern übereinstimmen[473], die Abweichung vom Mittelwert ist jedenfalls gering.[474] Zugegeben, es gibt zwar eine ganze Reihe körperlicher Unterschiede zwischen Frauen und Männern, nur beweisen diese noch längst keine geistig-emotional getrennte Natur.[475] Das bedeutet, dass sich die Verteilung der Persönlichkeitsmerkmale stark überschneidet.[474] Mit anderen Worten, charakterliche Unterschiede zwischen einzelnen Individuen können weitaus größer sein als zwischen den Geschlechtern. Deshalb verlaufen Persönlichkeitsprofile nicht strikt entlang der Geschlechtergrenze, sondern kreuz und quer zwischen allen Menschen. So gibt sich der treusorgende Hausmann die Klinke mit der knallharten Karrierefrau, genauso wie die selbstversorgende Öko-Landwirtin mit dem anschmiegsamen Vollbartträger.

Das Rad der Zeit hat sich nämlich schon wieder ein Stück weitergedreht, weg vom inszenierten hormongeladenen Geschlechterkampf. Männer drängen in Kindergärten und Frauen in Vorstandspositionen, eine „Frau Bundeskanzlerin" bekleidet das höchste Regierungsamt und die Frauenquote findet auch unter männlichen Politikern Zuspruch; kurz: Es ist unübersichtlicher geworden. Tatsächlich werden derzeit viele Versuche unternommen, dem Zwei-Geschlechter-Modell zu entkommen. Nicht nur die öffentliche Einführung von Uni-Sex-Toiletten für Intersexuelle und Transsexuelle in Berlin läuft unter dem Motto: „Wir wollen Wahlmöglichkeiten erweitern, nicht einschränken." Auch das soziale Netzwerk Facebook bietet seinen Nutzern seit letztem Jahr nicht weniger als 60 auswählbare Gender-Optionen. Und selbst die Wissenschaft hat sich von der starren Zweiteilung wegentwickelt und spricht inzwischen von insgesamt sieben Geschlechtern (chromosomal, gonadal, genital innen, genital außen, hormonell, psychisch und sozial). Das heißt, nicht auf Testosteron zu verzichten, aber es in seinen Dienst zu stellen. So wenig wie die Gene den Lauf des Lebens diktieren, zwingt auch Testosteron niemandem ein bestimmtes Verhalten auf. In Zeiten sich auflösender Selbstverständlichkeiten brauchen wir deshalb statt Geschlechterkampf und Testosteronpanik vor allem einen Blick für Gemeinsamkeiten, Experimentierfreude und Zuversicht. Es lebe die Vielfalt!

Nachwort

Testosteron und Geschlecht haben Konjunktur. Endlose Fernsehdebatten, stapelweise Bestseller[475-477] und unzählige Magazin-Titelgeschichten reiten auf der Geschlechterwelle und befeuern die Befindlichkeitsdebatten rund um Frauenquote, Herdprämie und Elternzeit. Vor diesem Hintergrund hat *Die Männerlüge* den längst überfälligen Rettungsversuch unternommen, das vielgescholtene Testosteron und seinen männlichen Wirt aus dem hormonellen Autopiloten zu befreien.

Als Biomarker für Männergesundheit sind niedrige Testosteronspiegel eine normale Reaktion des Körpers auf eine unnormale Situation. So wird eine hohe gesundheitliche Belastung durch Herz-Kreislauf-Risikofaktoren wie Fettleibigkeit oder Diabetes von einer Senkung des Testosteronspiegels begleitet. Niedrige Testosteronspiegel sind dabei aber weder die Ursache dieser Erkrankungen noch wirken sie lebensverkürzend. Auch den Versuch gängige Altersbeschwerden zusammen mit niedrigen Testosteronspiegeln zum Aging-Male-Syndrom zu erklären, um so Testosteronpräparate an den Mann zu bringen, haben wir nicht gelten lassen.

Stattdessen wurde deutlich, dass Männer eine ganze Menge tun können, um sich im Alter nicht nur wohlzufühlen, sondern auch prächtiger Testosteronspiegel zu erfreuen. Für das offensive Marketing der „Wechseljahre des Mannes" kassiert die Pharmaindustrie daher den berechtigten Vorwurf der Krankheitserfindung. Aber sämtlichen Aufklärungsbemühungen zum Trotz ist und bleibt das Altern ein unlösbares Problem. Deshalb sollte nicht Anti-Aging oder der vorschnelle Griff zur Testosterontherapie, sondern Good-Aging und ein gesunder Lebenswandel das Ziel des alternden Mannes sein.

Aber nicht nur auf individueller, auch auf gesellschaftlicher Ebene hat *Die Männerlüge* versucht, Licht ins testosteronvernebelte Dunkel zu bringen. Hinter dem Generalvorwurf an die testosterongetriebene Männlichkeit, bei dem Testosteron immer wieder als Sündenbock für globale Wirtschaftskrisen und Bankenpleiten herhalten muss, konnten wir ein allgemeines Unbehagen an einem tieferliegenden gesellschaftlichen Wandel entdecken. Auch bei dem Versuch „typisch" männliche Verhaltensweisen hormonell zu begründen, wurde am Ende deutlich, dass Testosteron und Verhalten sich vielmehr wechselseitig beeinflussen.

So beginnt der Weg des „neuen Mannes" jenseits populärer Testosteronmythen. Für seine Selbstreparatur gibt es jedoch wenig Verhaltensvorschriften. Im Zuge der Auflösung festgelegter Normen und verbindlicher Rollenmodelle hat unsere Gesellschaft auf Dauerexperiment geschaltet. Immer wenn wir glauben die Antworten zu haben, werden die Fragen schon andere sein. Der Gewinn steht dabei trotzdem außer Frage. Es ist der Gewinn, Männlichkeit nicht länger als Zustand, sondern als Weg zu begreifen. Daher bleibt die Titelfrage des Buches „Wie viel Testosteron braucht der Mann?" letztlich unbeantwortet, weil Fragen auf diesem Weg mehr zählen als normierte Laborwerte. Die resultierende Verunsicherung sollten wir aber als grandiose Form der Freiheit statt als Krise begreifen. Als Freiheit weiterzufragen, weiterzuforschen und sich weiterzuentwickeln. Oder wann haben Sie zum letzten Mal etwas zum ersten Mal gemacht?

Referenzen

1. Spiegel Online. Robbie Williams: „Ich lasse mir Testosteron spritzen." 02.06.2011

2. Spiegel Online. Jane Fonda und das Testosteron. 21.08.2011

3. Fromme C, et al. Ein Bild von einem Mann. *Süddeutsche Zeitung.* 2011:11

4. Handelsman DJ. Global trends in testosterone prescribing, 2000–2011. *The Medical journal of Australia.* 2013;199:548–551

5. Gan EH, et al. Many men are receiving unnecessary testosterone prescriptions. *BMJ.* 2012;345:e5469

6. Handelsman DJ. Pharmacoepidemiology of testosterone prescribing in Australia, 1992–2010. *The Medical journal of Australia.* 2012;196:642–645

7. Layton JB, et al. Testosterone lab testing and initiation in the United Kingdom and the United States, 2000 to 2011. *The Journal of clinical endocrinology and metabolism.* 2014;99:835–842

8. Baillargeon J. Trends in androgen prescribing in the United States, 2001 to 2011. *JAMA Internal Medicine.* 2013:1–2

9. Katelaris A. Testosterone up. A case of disease mongering? *The Medical journal of Australia.* 2012;196:611

10. Gorricho J, et al. Marketing, not evidence based arguments, has probably increased testosterone prescribing. *BMJ.* 2012;345:e6905

11. Schwartz LM, et al. Low "T" as in "template": How to sell disease. *JAMA Intern Med.* 2013;173:1460–1462

12. Handelsman DJ. An old emperor finds new clothing: Rejuvenation in our time. *Asian J Androl.* 2011;13:125–129

13. Ruzicka L, et al. Über die krystallische Herstellung des Testikelhormons, Testosteron. *Helv Chim Acta.* 1935;18:1264–1275

14. Hamilton JB. Treatment of sexual underdevelopment with synthetic male hormone substance. *Endocrinology.* 1937;21:649–654

15. Hamilton JB. Precocious masculine behavior following administration of synthetic male hormone substance. *Endocrinology.* 1938;23:53–57

16. Rommerts FFG. Testosterone: An overview of biosynthesis, transport, metabolism and non–genomic actions. In: Nieschlag E, Behre H, eds.

Testosterone: Action, Deficiency, Substitution. Cambridge: University Press; 2004:1–38

17. Koopman P, et al. Male development of chromosomally female mice transgenic for SRY. *Nature.* 1991;351:117–121

18. Kuiri–Hanninen T, et al. Increased activity of the hypothalamic–pituitary–testicular axis in infancy results in increased androgen action in premature boys. *The Journal of clinical endocrinology and metabolism.* 2011;96:98–105

19. Fuchs M, et al. Prediction of the onset of voice mutation in singers of professional boys' choirs: Investigation of members of the Thomaner choir, Leipzig. *Folia Phoniatr Logop.* 1999;51:261–271

20. Khairullah A, et al. Testosterone trajectories and reference ranges in a large longitudinal sample of male adolescents. *PloS one.* 2014;9:e108838

21. Smith DS, et al. A modulatory effect of male voice pitch on long–term memory in women: Evidence of adaptation for mate choice? *Memory & cognition.* 2012;40:135–144

22. Goldstein JR. A secular trend toward earlier male sexual maturity: Evidence from shifting ages of male young adult mortality. *PloS one.* 2011;6:e14826

23. Blum RW, et al. Adolescent health in the 21st century. *Lancet.* 2012;379:1567–1568

24. Helle S, et al. Temperature–related birth sex ratio bias in historical sami: Warm years bring more sons. *Biology letters.* 2008;4:60–62

25. Brambilla DJ, et al. Intraindividual variation in levels of serum testosterone and other reproductive and adrenal hormones in men. *Clin Endocrinol.* 2007;67:853–862

26. Moskovic DJ, et al. Seasonal fluctuations in testosterone–estrogen ratio in men from the Southwest United States. *J Androl.* 2012;33:1298–1304

27. Kuijper EA, et al. Heritability of reproductive hormones in adult male twins. *Human reproduction.* 2007;22:2153–2159

28. Storgaard L, et al. Genetic and environmental correlates of semen quality: A twin study. *Epidemiology.* 2006;17:674–681

29. Ring HZ, et al. Heritability of plasma sex hormones and hormone binding globulin in adult male twins. *The Journal of clinical endocrinology and metabolism.* 2005;90:3653–3658

30. Travison T, et al. The heritability of circulating testosterone, estradiol, estrone, and SHBG concentrations in men. *Clin Endocrinol.* 2013

31. Ohlsson C, et al. Genetic determinants of serum testosterone concentrations in men. *PLoS genetics.* 2011;7:e1002313

32. Travison TG, et al. The heritability of circulating testosterone, oestradiol, oestrone and sex hormone binding globulin concentrations in men. *Clin Endocrinol.* 2014;80:277–282

33. Kaufman JM, et al. The decline of androgen levels in elderly men and its clinical and therapeutic implications. *Endocrine reviews.* 2005;26:833–876

34. Kelsey TW, et al. A validated age–related normative model for male total testosterone shows increasing variance but no decline after age 40 years. *PloS one.* 2014;9:e109346

35. Friedrich N, et al. Reference ranges for serum dehydroepiandrosterone sulfate and testosterone in adult men. *J Androl.* 2008;29:610–617

36. Brambilla DJ, et al. The effect of diurnal variation on clinical measurement of serum testosterone and other sex hormone levels in men. *The Journal of clinical endocrinology and metabolism.* 2009;94:907–913

37. Haring R, et al. Methodische Aspekte zur Bestimmung des Testosteronspiegel als Biomarker der Gesundheit des Mannes. *Laboratoriums Medizin.* 2011;35:29–33

38. Zitzmann M. The role of the CAG repeat androgen receptor polymorphism in andrology. *Frontiers of hormone research.* 2009;37:52–61

39. La Spada AR, et al. Androgen receptor gene mutations in X–linked spinal and bulbar muscular atrophy. *Nature.* 1991;352:77–79

40. Zitzmann M, et al. The CAG repeat polymorphism in the androgen receptor gene affects bone density and bone metabolism in healthy males. *Clin Endocrinol.* 2001;55:649–657

41. Zitzmann M, et al. The CAG repeat polymorphism in the ar gene affects high density lipoprotein cholesterol and arterial vasoreactivity. *The Journal of clinical endocrinology and metabolism.* 2001;86:4867–4873

42. Zitzmann M, et al. The CAG repeat polymorphism in the androgen receptor gene modulates body fat mass and serum concentrations of leptin and insulin in men. *Diabetologia.* 2003;46:31–39

43. Haring R, et al. The androgen receptor CAG repeat polymorphism as a risk factor of low serum testosterone and its cardiometabolic effects in men. *International journal of andrology.* 2012;35:511–520

44. Ben Zion IZ, et al. Polymorphisms in the dopamine D4 receptor gene contribute to individual differences in human sexual behavior. *Molecular psychiatry.* 2006;11:782–786

45. Pembrey ME, et al. Sex–specific, male–line transgenerational responses in humans. *European journal of human genetics.* 2006;14:159–166

46. Gordon L, et al. Neonatal DNA methylation profile in human twins is specified by a complex interplay between intrauterine environmental and genetic factors, subject to tissue–specific influence. *Genome research.* 2012;8:1395–406

47. Ornish D, et al. Changes in prostate gene expression in men undergoing an intensive nutrition and lifestyle intervention. *PNAS.* 2008;105:8369–8374

48. Freedland SJ, et al. Dietary intervention strategies to modulate prostate cancer risk and prognosis. *Current opinion in urology.* 2009;19:263–267

49. Spiegel Online. Bonner Regierung soll Doping forciert haben. 25.09.2011

50. Minervini L, et al. Acute psychotic episode associated with the intake of a testosterone–enhancer herbal mixture purchased online. *Psychotherapy and psychosomatics.* 2012;81:248–249

51. Trenton AJ, et al. Behavioural manifestations of anabolic steroid use. *CNS drugs.* 2005;19:571–595

52. Hall RC, et al. Psychiatric complications of anabolic steroid abuse. *Psychosomatics.* 2005;46:285–290

53. Talih F, et al. Anabolic steroid abuse: Psychiatric and physical costs. *Cleveland Clinic journal of medicine.* 2007;74:341–344

54. Kistler L. Todesfälle bei Anabolikamissbrauch. Todesursache, Befunde und rechtsmedizinische Aspekte. *Medizinische Fakultät, Ludwig–Maximilians–Universität zu München.* 2006; Dissertation

55. Drepper D. Doping–Studie mit wenig Aussagekraft. *Deutschlandfunk.* 21.05.2011

56. Hau M, et al. Testosterone reduces responsiveness to nociceptive stimuli in a wild bird. *Hormones and behavior.* 2004;46:165–170

57. Kristensen DM, et al. Intrauterine exposure to mild analgesics is a risk factor for development of male reproductive disorders in human and rat. *Human reproduction*. 2011;26:235–244

58. Kimoto H, et al. Sex–specific peptides from exocrine glands stimulate mouse vomeronasal sensory neurons. *Nature*. 2005;437:898–901

59. Wyart C, et al. Smelling a single component of male sweat alters levels of cortisol in women. *The Journal of neuroscience*. 2007;27:1261–1265

60. Cerda–Molina AL, et al. Changes in men's salivary testosterone and cortisol levels, and in sexual desire after smelling female axillary and vulvar scents. *Frontiers in endocrinology*. 2013;4:159

61. von Randow T. Werbung mit dem falschen Experiment. *ZEIT*. 1968

62. Bötticher H. Das Ministerium ist nicht zuständig. *ZEIT*. 1966

63. Papa CM, et al. Stimulation of hair growth by topical application of androgens. *JAMA*. 1965;191:521–525

64. Garza LA, et al. Prostaglandin D2 inhibits hair growth and is elevated in bald scalp of men with androgenetic alopecia. *Science translational medicine*. 2012;4:126ra134

65. Neave N, et al. The effects of facial hair manipulation on female perceptions of attractiveness, masculinity, and dominance in male faces. *Personality and Individual Differences*. 2008;45:373–377

66. Little AC, et al. Preferences for variation in masculinity in real male faces change across the menstrual cycle. *Personality and Individual Differences*. 2008;45:478–482

67. Koscinski K. Life history of female preferences for male faces. *Hum Nat*. 2011;22:416–438

68. Little AC, et al. Women's preferences for masculinity in male faces are highest during reproductive age range and lower around puberty and post–menopause. *Psychoneuroendocrinology*. 2010;35:912–920

69. Roney JR, et al. Reading men's faces: Women's mate attractiveness judgments track men's testosterone and interest in infants. *Proc Biol Sci*. 2006;273:2169–2175

70. Loyau A, et al. Watching sexy displays improves hatching success and offspring growth through maternal allocation. *Proc Biol Sci*. 2010;277:3453–3460

71. Ziegler TE, et al. Pregnancy weight gain: Marmoset and Tamarin dads show it too. *Biology letters*. 2006;2:181–183

72. Loyau A, et al. Male sexual attractiveness affects the investment of maternal resources into the eggs in peafowl. *Behavioral Ecology and Sociobiology*. 2007;61:1043–1052

73. Rantala MJ, et al. Evidence for the stress–linked immunocompetence handicap hypothesis in humans. *Nature communications*. 2012;3:694

74. Storey AE, et al. Hormonal correlates of paternal responsiveness in new and expectant fathers. *Evol Hum Behav*. 2000;21:79–95

75. Hirschenhauser K, et al. Monthly patterns of testosterone and behavior in prospective fathers. *Hormones and behavior*. 2002;42:172–181

76. Gettler LT, et al. Longitudinal evidence that fatherhood decreases testosterone in human males. *PNAS*. 2011;108:16194–16199

77. Gray PB, et al. Fathers have lower salivary testosterone levels than unmarried men and married non–fathers in Beijing, China. *Proc Biol Sci*. 2006;273:333–339

78. Perini T, et al. Testosterone and relationship quality across the transition to fatherhood. *Biological psychology*. 2012;90:186–191

79. Gettler LT, et al. Does cosleeping contribute to lower testosterone levels in fathers? Evidence from the Philippines. *PloS one*. 2012;7:e41559

80. Fleming AS, et al. Testosterone and prolactin are associated with emotional responses to infant cries in new fathers. *Hormones and behavior*. 2002;42:399–413

81. Grundy E, et al. Reproductive history and mortality in late middle age among Norwegian men and women. *American journal of epidemiology*. 2008;167:271–279

82. Eisenberg ML, et al. Fatherhood and the risk of cardiovascular mortality in the NIH–AARP diet and health study. *Human reproduction*. 2011;26:3479–3485

83. Sneed RS, et al. Parenthood and host resistance to the common cold. *Psychosomatic medicine*. 2012;74:567–573

84. Pollet TV, et al. Testosterone levels are negatively associated with childlessness in males, but positively related to offspring count in fathers. *PloS one*. 2013;8:e60018

85. Barrett ES, et al. Marriage and motherhood are associated with lower testosterone concentrations in women. *Hormones and behavior*. 2013;63:72–79

86. Prudom SL, et al. Exposure to infant scent lowers serum testosterone in father common marmosets. *Biology letters.* 2008;4:603–605

87. Ziegler TE, et al. Neuroendocrine response to female ovulatory odors depends upon social condition in male common marmosets. *Hormones and behavior.* 2005;47:56–64

88. Kozorovitskiy Y, et al. Fatherhood affects dendritic spines and vasopressin V1A receptors in the primate prefrontal cortex. *Nature neuroscience.* 2006;9:1094–1095

89. Ferris CF, et al. Activation of neural pathways associated with sexual arousal in non–human primates. *Journal of magnetic resonance imaging.* 2004;19:168–175

90. Burnham TC, et al. Men in committed, romantic relationships have lower testosterone. *Hormones and behavior.* 2003;44:119–122

91. Trumble BC, et al. Responsiveness of the reproductive axis to a single missed evening meal in young adult males. *American journal of human biology.* 2010;22:775–781

92. Perini T, et al. Sensation seeking in fathers: The impact on testosterone and paternal investment. *Hormones and behavior.* 2012;61:191–195

93. Nilsson PM. Impact of vascular aging on cardiovascular disease: The role of telomere biology. *J Hypertens.* 2012;30 Suppl:S9–12

94. Willeit P, et al. Telomere length and risk of incident cancer and cancer mortality. *JAMA.* 2010;304:69–75

95. Eisenberg DT, et al. Delayed paternal age of reproduction in humans is associated with longer telomeres across two generations of descendants. *PNAS.* 2012;109:10251–10256

96. Matzuk MM, et al. Small–molecule inhibition of BRDT for male contraception. *Cell.* 2012;150:673–684

97. Thorp J, et al. Treatment of hypoactive sexual desire disorder in premenopausal women. *J Sex Med.* 2012;9:793–804

98. Clayton AH. Potential role of androgens in the treatment of hypoactive sexual desire in women. *Womens Health.* 2005;1:191–193

99. Davis S, et al. Safety and efficacy of a testosterone metered–dose transdermal spray for treating decreased sexual satisfaction in premenopausal women. *Ann Intern Med.* 2008;148:569–577

100. Kingsberg S, et al. Evaluation of the clinical relevance of benefits associated with transdermal testosterone treatment in postmenopausal women with hypoactive sexual desire disorder. *J Sex Med.* 2007;4:1001–1008

101. Simon J, et al. Testosterone patch increases sexual activity and desire in surgically menopausal women with hypoactive sexual desire disorder. *The Journal of clinical endocrinology and metabolism.* 2005;90:5226–5233

102. Risman BJ. *Families as they really are.* W. W. Norton; 2009

103. Moynihan R. The making of a disease: Female sexual dysfunction. *BMJ.* 2003;326:45–47

104. Apicella CL, et al. Testosterone and financial risk preferences. *Evol Hum Behav.* 2008;29:384–390

105. Bos PA, et al. Testosterone decreases trust in socially naive humans. *PNAS.* 2010;107:9991–9995

106. Wright ND, et al. Testosterone disrupts human collaboration by increasing egocentric choices. *Proc Biol Sci.* 2012;279:2275–2280

107. Sapienza P, et al. Gender differences in financial risk aversion and career choices are affected by testosterone. *PNAS.* 2009;106:15268–15273

108. Coates JM, et al. Endogenous steroids and financial risk taking on a London trading floor. *PNAS.* 2008;105:6167–6172

109. Stanton SJ, et al. Testosterone is positively associated with risk taking in the Iowa gambling task. *Hormones and behavior.* 2011;59:252–256

110. Joel D, et al. The risk of a wrong conclusion: On testosterone and gender differences in risk aversion and career choices. *PNAS.* 2010;107:E19

111. Blanco C, et al. Plasma testosterone and pathological gambling. *Psychiatry research.* 2001;105:117–121

112. Stanton SJ, et al. Low– and high–testosterone individuals exhibit decreased aversion to economic risk. *Psychol Sci.* 2011;22:447–453

113. Burnham TC. High–testosterone men reject low ultimatum game offers. *Proc Biol Sci.* 2007;274:2327–2330

114. van Anders SM, et al. Safer sex as the bolder choice: Testosterone is positively correlated with safer sex behaviorally relevant attitudes in young men. *J Sex Med.* 2012;9:727–734

115. Zethraeus N, et al. A randomized trial of the effect of estrogen and testosterone on economic behavior. *PNAS.* 2009;106:6535–6538

116. Goudriaan AE, et al. The influence of high–normal testosterone levels on risk–taking in healthy males in a 1–week letrozole administration study. *Psychoneuroendocrinology.* 2010;35:1416–1421

117. Branas–Garza P, et al. Organizing effects of testosterone and economic behavior: Not just risk taking. *PloS one.* 2011;6:e29842

118. Dabbs JM. *Heroes, rogues, and lovers: Testosterone and behavior.* Mc-Graw–Hill Companies; 2000

119. Eisenegger C, et al. Prejudice and truth about the effect of testosterone on human bargaining behaviour. *Nature.* 2010;463:356–359

120. van Honk J, et al. New evidence on testosterone and cooperation. *Nature.* 2012;485:E4–5

121. Wibral M, et al. Testosterone administration reduces lying in men. *PloS one.* 2012;7:e46774

122. Sapolsky RM. Affen am Rande des Nervenzusammenbruchs. *Brand Eins.* 2001;5:134–138

123. Sapolsky RM. The influence of social hierarchy on primate health. *Science.* 2005;308:648–652

124. Sapolsky RM. Testosterone rules. *Discover Magazine.* 01.03.1997

125. Gesquiere LR, et al. Life at the top: Rank and stress in wild male baboons. *Science.* 2011;333:357–360

126. Sapolsky RM. Behavior. Sympathy for the CEO. *Science.* 2011;333:293–294

127. Borniger JC, et al. Relationships among musical aptitude, digit ratio and testosterone in men and women. *PloS one.* 2013;8:e57637

128. Marmot MG, et al. Health inequalities among British civil servants: The Whitehall II study. *Lancet.* 1991;337:1387–1393

129. Sapolsky RM. *The trouble with testosterone: And other essays on the biology of the human predicament.* Scribner; 1998

130. Schultheiss OC, et al. Implicit power motivation predicts men's testosterone changes and implicit learning in a contest situation. *Hormones and behavior.* 2002;41:195–202

131. Zheng Z, et al. Developmental basis of sexually dimorphic digit ratios. *PNAS.* 2011;108:16289–16294

132. Paul SN, et al. The big finger: The second to fourth digit ratio is a predictor of sporting ability in women. *British journal of sports medicine.* 2006;40:981–983

133. Meindl K, et al. Second–to–fourth digit ratio and facial shape in boys: The lower the digit ratio, the more robust the face. *Proceedings.* 2012;279:2457–2463

134. Peeters MW, et al. The left hand second to fourth digit ratio does not discriminate world–class female gymnasts from age matched sedentary girls. *PloS one.* 2012;7:e40270

135. Ferdenzi C, et al. Digit ratio predicts facial, but not voice or body odour, attractiveness in men. *Proc Biol Sci.* 2011;278:3551–3557

136. van de Beek C, et al. Relationships between sex hormones assessed in amniotic fluid, and maternal and umbilical cord serum. *Hormones and behavior.* 2004;46:663–669

137. van de Beek C, et al. Prenatal sex hormones and gender–related play behavior in 13–month–old infants. *Archives of sexual behavior.* 2009;38:6–15

138. Knickmeyer RC, et al. Gender–typed play and amniotic testosterone. *Developmental psychology.* 2005;41:517–528

139. McIntyre MH. The use of digit ratios as markers for perinatal androgen action. *Reproductive biology and endocrinology.* 2006;4:10

140. Honekopp J, et al. Second to fourth digit length ratio and adult sex hormone levels. *Psychoneuroendocrinology.* 2007;32:313–321

141. Gooren L. The biology of human psychosexual differentiation. *Hormones and behavior.* 2006;50:589–601

142. Coco M, et al. The second–to–fourth digit ratio correlates with the rate of academic performance in medical school students. *Molecular medicine reports.* 2011;4:471–476

143. Chai XJ, et al. Digit ratio predicts sense of direction in women. *PloS one.* 2012;7:e32816

144. Manning JT, et al. The ratio of 2nd to 4th digit length: A predictor of sperm numbers and concentrations of testosterone, luteinizing hormone and oestrogen. *Human reproduction.* 1998;13:3000–3004

145. Choi IH, et al. Second to fourth digit ratio: A predictor of adult penile length. *Asian J Androl.* 2011;13:710–714

146. Shah J, et al. Can shoe size predict penile length? *BJU international.* 2002;90:586–587

147. Coates JM, et al. Second–to–fourth digit ratio predicts success among high–frequency financial traders. *PNAS.* 2009;106:623–628

148. Baron–Cohen S. Vom Ersten tag an anders. *Der Spiegel.* 2003;35:90–92

149. Skipper M, et al. Plasticity. *Nature.* 2010;465:703

150. Engineer ND, et al. Reversing pathological neural activity using targeted plasticity. *Nature.* 2011;470:101–104

151. Bennett CM, et al. Neural correlates of interspecies perspective taking in the post–mortem atlantic salmon: An argument for proper multiple comparisons correction. *Journal of Serendipitous and Unexpected Results.* 2009;1:1–5

152. Voigt C, et al. Sex–role reversal is reflected in the brain of African black coucals. *Developmental neurobiology.* 2007;67:1560–1573

153. Muck C, et al. Throat patch size and darkness covaries with testosterone in females of a sex–role reversed species. *Behavioral Ecology.* 2011;22:1312–1319

154. Hellhammer DH, et al. Changes in saliva testosterone after psychological stimulation in men. *Psychoneuroendocrinology.* 1985;10:77–81

155. Cook CJ, et al. Changes in salivary testosterone concentrations and subsequent voluntary squat performance following the presentation of short video clips. *Hormones and behavior.* 2012;61:17–22

156. Carre JM, et al. Watching a previous victory produces an increase in testosterone among elite hockey players. *Psychoneuroendocrinology.* 2010;35:475–479

157. Fukui H, et al. The effects of music and visual stress on testosterone and cortisol in men and women. *Neuro endocrinology letters.* 2003;24:173–180

158. van der Meij L, et al. Testosterone and cortisol release among Spanish soccer fans watching the 2010 World Cup final. *PloS one.* 2012;7:e34814

159. Neave N, et al. Testosterone, territoriality, and the 'home advantage'. *Physiology & behavior.* 2003;78:269–275

160. Carre JM. No place like home: Testosterone responses to victory depend on game location. *American journal of human biology.* 2009;21:392–394

161. Mucia C, et al. Emotional and neurohumoral responses to dancing tango argentino. *Music and Medicine.* 2009;1:14–21

162. Escasa MJ, et al. Salivary testosterone levels in men at a U.S. sex club. *Archives of sexual behavior.* 2011;40:921–926

163. Gettler LT, et al. Do testosterone declines during the transition to marriage and fatherhood relate to men's sexual behavior? Evidence from the Philippines. *Hormones and behavior.* 2013;64:755–763

164. Taleb N. *Der schwarze Schwan: Die Macht höchst unwahrscheinlicher Ereignisse.* DTV. 2010:279

165. Wolf CC, et al. Sex differences in parking are affected by biological and social factors. *Psychological research.* 2010;74:429–435

166. Button KS, et al. Power failure: Why small sample size undermines the reliability of neuroscience. *Nature reviews. Neuroscience.* 2013;14:365–376

167. Easterbrook PJ, et al. Publication bias in clinical research. *Lancet.* 1991;337:867–872

168. Kocoska–Maras L, et al. A randomized trial of the effect of testosterone and estrogen on verbal fluency, verbal memory, and spatial ability in healthy postmenopausal women. *Fertility and sterility.* 2011;95:152–157

169. Tzoulaki I, et al. Prognostic effect size of cardiovascular biomarkers in datasets from observational studies versus randomised trials: Meta–epidemiology study. *BMJ.* 2011;343:d6829

170. Ioannidis JP. Why most published research findings are false. *PLoS medicine.* 2005;2:e124

171. Wiesner G, et al. Life expectancy, potential years of life lost, and avoidable mortality in an East/West comparison. *Bundesgesundheitsblatt, Gesundheits–forschung, Gesundheitsschutz.* 2004;47:266–278

172. Völzke H. Study of Health in Pomerania: Concept, design and selected results. *Bundesgesundheitsblatt, Gesundheitsforschung, Gesundheitsschutz.* 2012;55:790–794

173. Völzke H, et al. Risikopopulation Vorpommern. *Ärzteblatt Mecklenburg–Vorpommern.* 2007;17:49–53

174. Völzke H, et al. Cohort profile: The Study of Health in Pomerania. *International journal of epidemiology.* 2011;40:294–307

175. Stang A, et al. Regional differences in body fat distributions among people with comparable body mass index. *Eur J Cardiovasc Prev Rehabil.* 2011;18:106–114

176. Meisinger C, et al. Regional disparities of hypertension prevalence and management within Germany. *Journal of hypertension.* 2006;24:293–299

177. Schipf S, et al. Regional differences in the prevalence of known type 2 diabetes mellitus in 45–74 years old individuals. *Diabet Med.* 2012;29:e88–95

178. Volzke H, et al. Regional differences in the prevalence of left ventricular hypertrophy within Germany. *Eur J Cardiovasc Prev Rehabil.* 2009;16:392–400

179. Haring R, et al. Low serum testosterone levels are associated with increased risk of mortality in a population–based cohort of men aged 20–79. *European heart journal.* 2010;31:1494–1501

180. Khaw KT, et al. Endogenous testosterone and mortality due to all causes, cardiovascular disease, and cancer in men. *Circulation.* 2007;116:2694–2701

181. Laughlin GA, et al. Low serum testosterone and mortality in older men. *The Journal of clinical endocrinology and metabolism.* 2008;93:68–75

182. Shores MM, et al. Low serum testosterone and mortality in male veterans. *Archives of internal medicine.* 2006;166:1660–1665

183. Tivesten A, et al. Low serum testosterone and estradiol predict mortality in elderly men. *The Journal of clinical endocrinology and metabolism.* 2009;94:2482–2488

184. Araujo AB, et al. Sex steroids and all–cause and cause–specific mortality in men. *Archives of internal medicine.* 2007;167:1252–1260

185. Smith GD, et al. Cortisol, testosterone, and coronary heart disease. *Circulation.* 2005;112:332–340

186. Araujo AB, et al. Endogenous testosterone and mortality in men: A systematic review and meta–analysis. *The Journal of clinical endocrinology and metabolism.* 2011;96:3007–3019

187. Nieschlag E, et al. Lifespan and testosterone. *Nature.* 1993;366:215

188. Shores MM, et al. Testosterone treatment and mortality in men with low testosterone levels. *The Journal of clinical endocrinology and metabolism.* 2012;97:2050–2058

189. Fernandez–Balsells MM, et al. Adverse effects of testosterone therapy in adult men: A systematic review and meta–analysis. *The Journal of clinical endocrinology and metabolism.* 2010;95:2560–2575

190. Clinical guidelines on the identification, evaluation, and treatment of overweight and obesity in adults. *The American journal of clinical nutrition.* 1998;68:899–917

191. Morsink LF, et al. Associations between sex steroid hormone levels and depressive symptoms in elderly men and women. *Psychoneuroendocrinology.* 2007;32:874–883

192. Vogelzangs N, et al. Depressive symptoms and change in abdominal obesity in older persons. *Archives of general psychiatry.* 2008;65:1386–1393

193. Luppino FS, et al. Overweight, obesity, and depression: A systematic review and meta–analysis of longitudinal studies. *Archives of general psychiatry.* 2010;67:220–229

194. Zarrouf FA, et al. Testosterone and depression: Systematic review and meta–analysis. *Journal of psychiatric practice.* 2009;15:289–305

195. Hakonsen LB, et al. Does weight loss improve semen quality and reproductive hormones? Results from a cohort of severely obese men. *Reproductive health.* 2011;8:24

196. Mohr BA, et al. The effect of changes in adiposity on testosterone levels in older men. *European journal of endocrinology.* 2006;155:443–452

197. Haring R, et al. Prevalence, incidence and risk factors of testosterone deficiency in a population–based cohort of men. *Aging Male.* 2010;13:247–257

198. Kaukua J, et al. Sex hormones and sexual function in obese men losing weight. *Obesity research.* 2003;11:689–694

199. Niskanen L, et al. Changes in sex hormone–binding globulin and testosterone during weight loss and weight maintenance in abdominally obese men with the metabolic syndrome. *Diabetes Obes Metab.* 2004;6:208–215

200. Botella–Carretero JI, et al. Circulating free testosterone in obese men after bariatric surgery increases in parallel with insulin sensitivity. *J Endocrinol Invest.* 2013;36:227–232

201. Allan CA, et al. Testosterone therapy prevents gain in visceral adipose tissue and loss of skeletal muscle in nonobese aging men. *The Journal of clinical endocrinology and metabolism.* 2008;93:139–146

202. Bhasin S, et al. Effects of testosterone supplementation on whole body and regional fat mass and distribution in human immunodeficiency virus–infected men with abdominal obesity. *The Journal of clinical endocrinology and metabolism.* 2007;92:1049–1057

203. Katznelson L, et al. Increase in bone density and lean body mass during testosterone administration in men with acquired hypogonadism. *The Journal of clinical endocrinology and metabolism.* 1996;81:4358–4365

204. Isidori AM, et al. Effects of testosterone on body composition, bone metabolism and serum lipid profile in middle–aged men: A meta–analysis. *Clin Endocrinol.* 2005;63:280–293

205. Haseen F, et al. The effect of androgen deprivation therapy on body composition in men with prostate cancer: Systematic review and meta–analysis. *Journal of cancer survivorship.* 2010;4:128–139

206. Flegal KM, et al. Prevalence of obesity and trends in the distribution of body mass index among US adults, 1999–2010. *JAMA.* 2012;307:491–497

207. Carruthers M. Time for international action on treating testosterone deficiency syndrome. *Aging Male.* 2009;12:21–28

208. Swinburn BA, et al. The global obesity pandemic: Shaped by global drivers and local environments. *Lancet.* 2011;378:804–814

209. Walpole SC, et al. The weight of nations: An estimation of adult human biomass. *BMC public health.* 2012;12:439

210. Wang YC, et al. Health and economic burden of the projected obesity trends in the USA and the UK. *Lancet.* 2011;378:815–825

211. Rocha VZ, et al. Inflammatory concepts of obesity. *International journal of inflammation.* 2011;2011:529061

212. Danesh J, et al. C–reactive protein and other circulating markers of inflammation in the prediction of coronary heart disease. *The New England journal of medicine.* 2004;350:1387–1397

213. Danesh J, et al. Low grade inflammation and coronary heart disease. *BMJ.* 2000;321:199–204

214. Kapoor D, et al. The effect of testosterone replacement therapy on adipocytokines and c–reactive protein in hypogonadal men with type 2 diabetes. *European journal of endocrinology.* 2007;156:595–602

215. Laaksonen DE, et al. Sex hormones, inflammation and the metabolic syndrome. *European journal of endocrinology.* 2003;149:601–608

216. Kupelian V, et al. Association of sex hormones and C–reactive protein levels in men. *Clin Endocrinol.* 2010;72:527–533

217. Maggio M, et al. Correlation between testosterone and the inflammatory marker soluble interleukin–6 receptor in older men. *The Journal of clinical endocrinology and metabolism.* 2006;91:345–347

218. Nakhai Pour HR, et al. Association of endogenous sex hormone with C–reactive protein levels in middle–aged and elderly men. *Clin Endocrinol.* 2007;66:394–398

219. Van Pottelbergh I, et al. Differential contribution of testosterone and estradiol in the determination of cholesterol and lipoprotein profile in healthy middle–aged men. *Atherosclerosis.* 2003;166:95–102

220. Haring R, et al. Prospective inverse associations of sex hormone concentrations in men with biomarkers of inflammation and oxidative stress. *J Androl.* 2012;33:944–950

221. Nakhai–Pour HR, et al. Oral testosterone supplementation and chronic low–grade inflammation in elderly men. *American heart journal.* 2007;154:1228.

222. Ng MK, et al. Prospective study of effect of androgens on serum inflammatory markers in men. *Arteriosclerosis, thrombosis, and vascular biology.* 2002;22:1136–1141

223. Smith AM, et al. Testosterone does not adversely affect fibrinogen or tissue plasminogen activator and plasminogen activator inhibitor–1 levels in 46 men with chronic stable angina. *European journal of endocrinology.* 2005;152:285–291

224. Fijak M, et al. Testosterone replacement effectively inhibits the development of experimental autoimmune orchitis in rats. *J Immunol.* 2011;186:5162–5172

225. Wunderlich F, et al. Testosterone signaling in T cells and macrophages. *Steroids.* 2002;67:535–538

226. Wild S, et al. Global prevalence of diabetes: Estimates for the year 2000 and projections for 2030. *Diabetes Care.* 2004;27:1047–1053

227. IDF. Diabetes Atlas. 6th edition. 2013

228. Tabak AG, et al. Prediabetes: A high–risk state for diabetes development. *Lancet.* 2012;379:2279–2290

229. Daubresse JC, et al. Pituitary–testicular axis in diabetic men with and without sexual impotence. *Diabete Metab.* 1978;4:233–237

230. Shahwan MM, et al. Differences in pituitary and testicular function between diabetic patients on insulin and oral anti–diabetic agents. *Diabetologia*. 1978;15:13–17

231. Ding EL, et al. Sex differences of endogenous sex hormones and risk of type 2 diabetes: A systematic review and meta–analysis. *JAMA*. 2006;295:1288–1299

232. Schipf S, et al. Low total testosterone is associated with increased risk of incident type 2 diabetes mellitus in men. *Aging Male*. 2011;14:168–175

233. Tchernof A, et al. Relation of steroid hormones to glucose tolerance and plasma insulin levels in men. *Diabetes Care*. 1995;18:292–299

234. Tsai EC, et al. Association of bioavailable, free, and total testosterone with insulin resistance. *Diabetes Care*. 2004;27:861–868

235. Yeap BB, et al. Lower serum testosterone is independently associated with insulin resistance in non–diabetic older men. *European journal of endocrinology*. 2009;161:591–598

236. Svartberg J, et al. The associations of endogenous testosterone and sex hormone–binding globulin with glycosylated hemoglobin levels, in community dwelling men. Diabetes & metabolism. 2004;30:29–34

237. McInnes KJ, et al. Deletion of the androgen receptor in adipose tissue in male mice elevates retinol binding protein 4 and reveals independent effects on visceral fat mass and on glucose homeostasis. *Diabetes*. 2012;61:1072–1081

238. Ikeda K, et al. Experimental diabetes–induced regression of the rat prostate is associated with an increased expression of transforming growth factor–beta. *J Urol*. 2000;164:180–185

239. Betancourt–Albrecht M, et al. Hypogonadism and diabetes. *Int J Impot Res*. 2003;15:14–20

240. Dhindsa S, et al. Frequent occurrence of hypogonadotropic hypogonadism in type 2 diabetes. *The Journal of clinical endocrinology and metabolism*. 2004;89:5462–5468

241. Corona G, et al. Type 2 diabetes mellitus and testosterone: A meta–analysis study. *International journal of andrology*. 2011;34:528–540

242. Alberti KG, et al. Harmonizing the metabolic syndrome. *Circulation*. 2009;120:1640–1645

243. Erhardt LR. Rationale for multiple risk intervention: The need to move from theory to practice. *Vascular health and risk management.* 2007;3:985–997

244. Yusuf S, et al. Effect of potentially modifiable risk factors associated with myocardial infarction in 52 countries. *Lancet.* 2004;364:937–952

245. Schipf S, et al. Prävalenz des metabolischen Syndroms in Deutschland. *Diabetologie & Stoffwechsel.* 2010;5:161–168

246. Moebus S, et al. Regional differences in the prevalence of the metabolic syndrome in primary care practices in Germany. *Deutsches Arzteblatt international.* 2008;105:207–213

247. Brand JS, et al. Testosterone, sex hormone–binding globulin and the metabolic syndrome. *International journal of epidemiology.* 2011;40:189–207

248. Rees DA, et al. Commentary: Testosterone and the metabolic syndrome: Cause or consequence? *International journal of epidemiology.* 2011;40:207–209

249. Haring R, et al. Prediction of metabolic syndrome by low serum testosterone levels in men. *Diabetes.* 2009;58:2027–2031

250. Laaksonen DE, et al. The metabolic syndrome and smoking in relation to hypogonadism in middle–aged men. *The Journal of clinical endocrinology and metabolism.* 2005;90:712–719

251. Laaksonen DE, et al. Testosterone and sex hormone–binding globulin predict the metabolic syndrome and diabetes in middle–aged men. *Diabetes Care.* 2004;27:1036–1041

252. Friedrich N, et al. Associations of anthropometric parameters with serum TSH, prolactin, IGF–I, and testosterone levels. *Exp Clin Endocrinol Diabetes.* 2010;118:266–273

253. Torkler S, et al. Inverse association between total testosterone concentrations, incident hypertension and blood pressure. *Aging Male.* 2011;14:176–182

254. Haring R, et al. Prospective association of low total testosterone concentrations with an adverse lipid profile and increased incident dyslipidemia. *Eur J Cardiovasc Prev Rehabil.* 2011;18:86–96

255. Zmuda JM, et al. Longitudinal relation between endogenous testosterone and cardiovascular disease risk factors in middle–aged men. *American journal of epidemiology.* 1997;146:609–617

256. Basaria S, et al. Testosterone making an entry into the cardiometabolic world. *Circulation*. 2007;116:2658–2661

257. Maggio M, et al. Welcoming low testosterone as a cardiovascular risk factor. *Int J Impot Res*. 2009;21:261–264

258. Jones TH. Testosterone deficiency: A risk factor for cardiovascular disease? *Trends in endocrinology and metabolism: TEM*. 2010;21:496–503

259. Statistisches Bundesamt. Todesursachen in Deutschland 2009. 2010:Fachserie 12;Reihe 4

260. Tivesten A, et al. Low serum testosterone and high serum estradiol associate with lower extremity peripheral arterial disease in elderly men. *J Am Coll Cardiol*. 2007;50:1070–1076

261. Haring R, et al. Relation between sex hormone concentrations, peripheral arterial disease, and change in ankle–brachial index. *The Journal of clinical endocrinology and metabolism*. 2011;96:3724–3732

262. Vikan T, et al. Endogenous testosterone and the prospective association with carotid atherosclerosis in men. *European journal of epidemiology*. 2009;24:289–295

263. Yeap BB, et al. Associations of total testosterone, sex hormone–binding globulin, calculated free testosterone, and luteinizing hormone with prevalence of abdominal aortic aneurysm in older men. *The Journal of clinical endocrinology and metabolism*. 2010;95:1123–1130

264. Yeap BB, et al. Lower testosterone levels predict incident stroke and transient ischemic attack in older men. *The Journal of clinical endocrinology and metabolism*. 2009;94:2353–2359

265. Ohlsson C, et al. High serum testosterone is associated with reduced risk of cardiovascular events in elderly men. *J Am Coll Cardiol*. 2011;58:1674–1681

266. Ruige JB, et al. Endogenous testosterone and cardiovascular disease in healthy men. *Heart*. 2010;97:870–875

267. Corona G, et al. Hypogonadism as a risk factor for cardiovascular mortality in men. *European journal of endocrinology*. 2011;165:687–701

268. Traish AM, et al. The dark side of testosterone deficiency. *J Androl*. 2009;30:477–494

269. Haddad RM, et al. Testosterone and cardiovascular risk in men. *Mayo Clinic proceedings*. 2007;82:29–39

270. Wang TJ. New cardiovascular risk factors exist, but are they clinically useful? *European heart journal.* 2008;29:441–444

271. Wang TJ, et al. Multiple biomarkers for the prediction of first major cardiovascular events and death. *The New England journal of medicine.* 2006;355:2631–2639

272. Welsh P, et al. Novel antecedent plasma biomarkers of cardiovascular disease. *Current opinion in lipidology.* 2008;19:563–571

273. Zethelius B, et al. Use of multiple biomarkers to improve the prediction of death from cardiovascular causes. *The New England journal of medicine.* 2008;358:2107–2116

274. Wu FC, et al. Hypothalamic–pituitary–testicular axis disruptions in older men are differentially linked to age and modifiable risk factors. *The Journal of clinical endocrinology and metabolism.* 2008;93:2737–2745

275. Bochud M, et al. Usefulness of Mendelian randomization in observational epidemiology. *Int. J. Environ. Res. Public Health.* 2011;7:711–728

276. Lawlor DA, et al. Mendelian randomization: Using genes as instruments for making causal inferences in epidemiology. *Statistics in medicine.* 2008;27:1133–1163

277. Sheehan NA, et al. Mendelian randomisation and causal inference in observational epidemiology. *PLoS medicine.* 2008;5:e177

278. Timpson NJ, et al. C–reactive protein levels and body mass index: Elucidating direction of causation through reciprocal mendelian randomization. *International journal of obesity.* 2011;35:300–308

279. Voight BF, et al. Plasma HDL cholesterol and risk of myocardial infarction: A mendelian randomisation study. *Lancet.* 2012;380:572–578

280. De Silva NM, et al. Mendelian randomization studies do not support a role for raised circulating triglyceride levels influencing type 2 diabetes, glucose levels, or insulin resistance. *Diabetes.* 2011;60:1008–1018

281. Haring R, et al. Mendelian randomization suggests non–causal associations of testosterone with cardiometabolic risk factors and mortality. *Andrology.* 2013;1:17–23

282. Handelsman DJ. Mendelian randomization: Loosening the gordian knot of testosterone and male ageing. *Asian J Androl.* 2013;15:579–81

283. Feldman HA, et al. Age trends in the level of serum testosterone and other hormones in middle–aged men. *The Journal of clinical endocrinology and metabolism.* 2002;87:589–598

284. Trumble BC, et al. Physical competition increases testosterone among Amazonian forager–horticulturalists. *Proc Biol Sci.* 2012;279:2907–2912

285. Sartorius G, et al. Serum testosterone, dihydrotestosterone and estradiol concentrations in older men self–reporting very good health. *Clin Endocrinol.* 2012;77:755–763

286. de Kretser DM. Male infertility. *Lancet.* 1997;349:787–790

287. Nieschlag E, et al. Untersuchung, Behandlung und Überwachung des Altershypogonadismus des Mannes. *J. Reproduktionsmed. Endokrinol.* 2010;7:60–66

288. Tosato M, et al. The aging process and potential interventions to extend life expectancy. *Clin Interv Aging.* 2007;2:401–412

289. Blech J. Erfundene Krankheiten. Wie die Medizinindustrie Gesunde für krank verkauft. *Der Spiegel.* 2003

290. Araujo AB, et al. Endocrinology of the aging male. *Clinical endocrinology & metabolism.* 2011;25:303–319

291. Corona G, et al. The effect of statin therapy on testosterone levels in subjects consulting for erectile dysfunction. *J Sex Med.* 2010;7:1547–1556

292. Burns–Cox N, et al. The andropause: Fact or fiction? *Postgraduate medical journal.* 1997;73:553–556

293. Lee DM, et al. The EMAS: Design, methods and recruitment. *International journal of andrology.* 2009;32:11–24

294. Wu FC, et al. Identification of late–onset hypogonadism in middle–aged and elderly men. *The New England journal of medicine.* 2010;363:123–135

295. Kupelian V, et al. Is there a relationship between sex hormones and erectile dysfunction? *J Urol.* 2006;176:2584–2588

296. Rhoden EL, et al. The relationship of serum testosterone to erectile function in normal aging men. *J Urol.* 2002;167:1745–1748

297. Diaz–Arjonilla M, et al. Obesity, low testosterone levels and erectile dysfunction. *Int J Impot Res.* 2009;21:89–98

298. Krasnoff JB, et al. Free testosterone levels are associated with mobility limitation and physical performance in community–dwelling men. *The Journal of clinical endocrinology and metabolism.* 2010;95:2790–2799

299. Pines A. Male menopause: Is it a real clinical syndrome? *Climacteric*. 2011;14:15–17

300. Rothman KJ, et al. Causation and causal inference in epidemiology. *American journal of public health*. 2005;95:S144–150

301. Smith GD, et al. Strengthening causal inference in cardiovascular epidemiology through Mendelian randomization. *Annals of medicine*. 2008;40:524–541

302. Tuma RS. Statisticians set sights on observational studies. *Journal of the National Cancer Institute*. 2007;99:664–665, 668

303. Spitzer M, et al. Risks and benefits of testosterone therapy in older men. *Nature reviews. Endocrinology*. 2013;9:414–424

304. Nair KS, et al. DHEA in elderly women and DHEA or testosterone in elderly men. *The New England journal of medicine*. 2006;355:1647–1659

305. Sattler FR, et al. Testosterone and growth hormone improve body composition and muscle performance in older men. *The Journal of clinical endocrinology and metabolism*. 2009;94:1991–2001

306. Bhasin S, et al. Testosterone replacement increases fat–free mass and muscle size in hypogonadal men. *The Journal of clinical endocrinology and metabolism*. 1997;82:407–413

307. Storer TW, et al. Changes in muscle mass, muscle strength, and power but not physical function are related to testosterone dose in healthy older men. *J Am Geriatr Soc*. 2008;56:1991–1999

308. Snyder PJ, et al. Effect of testosterone treatment on bone mineral density in men over 65 years of age. *The Journal of clinical endocrinology and metabolism*. 1999;84:1966–1972

309. Emmelot–Vonk MH, et al. Effect of testosterone supplementation on functional mobility, cognition, and other parameters in older men. *JAMA*. 2008;299:39–52

310. Ottenbacher KJ, et al. Androgen treatment and muscle strength in elderly men. *J Am Geriatr Soc*. 2006;54:1666–1673

311. Carson CC, et al. Exogenous testosterone, cardiovascular events, and cardiovascular risk factors in elderly men. *J Sex Med*. 2012;9:54–67

312. Amanatkar HR, et al. Impact of exogenous testosterone on mood. *Annals of clinical psychiatry*. 2014;26:19–32

313. Jones TH, et al. Testosterone replacement in hypogonadal men with type 2 diabetes and/or metabolic syndrome. *Diabetes Care.* 2011;34:828–837

314. Kalinchenko SY, et al. Effects of testosterone supplementation on markers of the metabolic syndrome and inflammation in hypogonadal men with the metabolic syndrome. *Clin Endocrinol.* 2010;73:602–612

315. Yassin AA, et al. Testosterone therapy in hypogonadal men results in sustained and clinically meaningful weight loss. *Clinical Obesity.* 2013; 3:73–83

316. Yassin AA. Testosterone–replacement therapy improves symptoms of metabolic syndrome. *The Endocrine Society's 94th Annual Meeting.* Houston: 25.06.2012

317. Stolze S. Bayers merkwürdige Männerpillen. *Spiegel Online.* 14.01.2008

318. Saad F, et al. Testosterone as potential effective therapy in treatment of obesity in men with testosterone deficiency. *Current diabetes reviews.* 2012;8:131–143

319. Traish AM, et al. Testosterone deficiency. *The American journal of medicine.* 2011;124:578–587

320. Saad F. The role of testosterone in type 2 diabetes and metabolic syndrome in men. *Arquivos brasileiros de endocrinologia e metabologia.* 2009;53:901–907

321. Isidori AM, et al. Effects of testosterone on sexual function in men. *Clin Endocrinol.* 2005;63:381–394

322. Mikhail N. Does testosterone have a role in erectile function? *The American journal of medicine.* 2006;119:373–382

323. Jern P, et al. Associations between salivary testosterone levels, androgen–related genetic polymorphisms, and self–estimated ejaculation latency time. *Sexual medicine.* 2014;2:107–114

324. Harte CB, et al. Association between smoking cessation and sexual health in men. *BJU international.* 2012;109:888–896

325. Khoo J, et al. Comparing effects of low– and high–volume moderate–intensity exercise on sexual function and testosterone in obese men. *J Sex Med.* 2013;10:1823–1832

326. Handelsman DJ. Mechanisms of action of testosterone–unraveling a gordian knot. *The New England journal of medicine.* 2013;369:1058–1059

327. Emmelot–Vonk MH, et al. Low testosterone concentrations and the symptoms of testosterone deficiency according to the androgen deficiency in ageing males (ADAM) and ageing males' symptoms rating scale (AMS) questionnaires. *Clin Endocrinol.* 2011;74:488–494

328. Altschule MD, et al. The use of testosterone in the treatment of depressions. *The New England journal of medicine.* 1948;239:1036–1038

329. Moore L, et al. Serum testosterone levels are related to cognitive function in men with schizophrenia. *Psychoneuroendocrinology.* 2013;38:1717–1728

330. Hogervorst E, et al. Serum total testosterone is lower in men with Alzheimer's disease. *Neuro endocrinology letters.* 2001;22:163–168

331. Rosario ER, et al. Age–related testosterone depletion and the development of alzheimer disease. *JAMA.* 2004;292:1431–1432

332. Rosario ER, et al. Androgens regulate the development of neuropathology in a triple transgenic mouse model of alzheimer's disease. *The Journal of neuroscience.* 2006;26:13384–13389

333. Brenowitz EA, et al. Auditory feedback and song production do not regulate seasonal growth of song control circuits in adult white–crowned sparrows. *The Journal of neuroscience.* 2007;27:6810–6814

334. Alward BA, et al. Differential effects of global versus local testosterone on singing behavior and its underlying neural substrate. *PNAS.* 2013;110:19573–19578

335. Warren MF, et al. The effects of testosterone on cognition in elderly men. *CNS spectrums.* 2008;13:887–897

336. Cherrier MM. Testosterone effects on cognition in health and disease. *Frontiers of hormone research.* 2009;37:150–162

337. Holland J, et al. Testosterone levels and cognition in elderly men: A review. *Maturitas.* 2011;69:322–337

338. Basaria S, et al. Adverse events associated with testosterone administration. *The New England journal of medicine.* 2010;363:109–122

339. Vigen R, et al. Association of testosterone therapy with mortality, myocardial infarction, and stroke in men with low testosterone levels. *JAMA.* 2013;310:1829–1836

340. Khoo TK. Adverse events associated with testosterone administration. *The New England journal of medicine.* 2010;363:1865–1866; author reply 1866–1867

341. Ho PM, et al. Deaths and cardiovascular events in men receiving testosterone–reply. *JAMA*. 2014;311:964–965

342. Bhasin S, et al. Testosterone therapy in men with androgen deficiency syndromes. *The Journal of clinical endocrinology and metabolism*. 2010;95:2536–2559

343. Shi Z, et al. Longitudinal changes in testosterone over five years in community–dwelling men. *The Journal of clinical endocrinology and metabolism*. 2013;98:3289–3297

344. Coppage WS, Jr., et al. Testosterone in human plasma. *The New England journal of medicine*. 1965;273:902–907

345. Frost M, et al. Similar reference intervals for total testosterone in healthy young and elderly men. *Clin Endocrinol*. 2013;78:743–751

346. Yeap BB, et al. Healthier lifestyle predicts higher circulating testosterone in older men. *Clin Endocrinol*. 2009;70:455–463

347. Reeves MJ, et al. Healthy lifestyle characteristics among adults in the United States, 2000. *Archives of internal medicine*. 2005;165:854–857

348. Ford ES, et al. Healthy living is the best revenge. *Archives of internal medicine*. 2009;169:1355–1362

349. Hu FB, et al. Diet, lifestyle, and the risk of type 2 diabetes mellitus in women. *The New England journal of medicine*. 2001;345:790–797

350. Chiuve SE, et al. Primary prevention of stroke by healthy lifestyle. *Circulation*. 2008;118:947–954

351. Myint PK, et al. Combined effect of health behaviours and risk of first ever stroke in 20,040 men and women over 11 years' follow–up in EPIC norfolk. *BMJ*. 2009;338:b349

352. Chiuve SE, et al. Healthy lifestyle factors in the primary prevention of coronary heart disease among men. *Circulation*. 2006;114:160–167

353. King DE, et al. Turning back the clock: Adopting a healthy lifestyle in middle age. *The American journal of medicine*. 2007;120:598–603

354. Willis BL, et al. Midlife fitness and the development of chronic conditions in later life. *Archives of internal medicine*. 2012;172:1333–1340

355. Willett WC. Balancing life–style and genomics research for disease prevention. *Science*. 2002;296:695–698

356. Scarborough P, et al. Modelling the impact of a healthy diet on cardiovascular disease and cancer mortality. *Journal of epidemiology and community health*. 2012;66:420–426

357. Khaw KT, et al. Combined impact of health behaviours and mortality in men and women. *PLoS medicine.* 2008;5:e12

358. Ismail AH, et al. The effect of a four–month physical fitness program on a young and an old group matched for physical fitness. *Eur J Appl Physiol Occup Physiol.* 1979;40:137–144

359. Lee IM, et al. Effect of physical inactivity on major non–communicable diseases worldwide. *Lancet.* 2012;380:219–229

360. Edwards DA, et al. Oral contraceptives decrease saliva testosterone but do not affect the rise in testosterone associated with athletic competition. *Hormones and behavior.* 2009;56:195–198

361. Crewther B, et al. The salivary testosterone and cortisol response to three loading schemes. *Journal of strength and conditioning research.* 2008;22:250–255

362. Beaven CM, et al. Dose effect of caffeine on testosterone and cortisol responses to resistance exercise. *Int J Sport Nutr Exerc Metab.* 2008;18:131–141

363. Stokes KA, et al. Different responses of selected hormones to three types of exercise in young men. *European journal of applied physiology.* 2013;113:775–783

364. Tremblay MS, et al. Influence of exercise duration on post–exercise steroid hormone responses in trained males. *European journal of applied physiology.* 2005;94:505–513

365. Allen NE, et al. Lifestyle and nutritional determinants of bioavailable androgens and related hormones in British men. *Cancer Causes Control.* 2002;13:353–363

366. Young RJ, et al. Effect of prolonged exercise of serum testosterone levels in adult men. *British journal of sports medicine.* 1976;10:230–235

367. Krug S, et al. Physical activity: Results of the German health interview and examination survey for adults. *Bundesgesundheitsblatt, Gesundheitsforschung, Gesundheitsschutz.* 2013;56:765–771

368. Bhasin S, et al. Testosterone replacement and resistance exercise in HIV–infected men with weight loss and low testosterone levels. *JAMA.* 2000;283:763–770

369. Bhasin S, et al. The effects of supraphysiologic doses of testosterone on muscle size and strength in normal men. *The New England journal of medicine.* 1996;335:1–7

370. Hildreth KL, et al. Effects of testosterone and progressive resistance exercise in healthy, highly functioning older men with low–normal testosterone levels. *The Journal of clinical endocrinology and metabolism.* 2013;98:1891–1900

371. Kvorning T, et al. Mechanical muscle function and lean body mass during supervised strength training and testosterone therapy in aging men with low–normal testosterone levels. *J Am Geriatr Soc.* 2013;61:957–962

372. Hejazi K, et al. Influence of selected exercise on serum immunoglobulin, testosterone and cortisol in semi–endurance elite runners. *Asian journal of sports medicine.* 2012;3:185–192

373. MacKelvie KJ, et al. Bone mineral density and serum testosterone in chronically trained, high mileage 40–55 year old male runners. *British journal of sports medicine.* 2000;34:273–278

374. Guglielmini C, et al. Variations of serum testosterone concentrations after physical exercises of different duration. *International journal of sports medicine.* 1984;5:246–249

375. Hough J, et al. Salivary cortisol and testosterone responses to high–intensity cycling before and after an 11–day intensified training period. *J Sports Sci.* 2013;31:1614–1623

376. Glazer NL, et al. Sustained and shorter bouts of physical activity are related to cardiovascular health. *Med Sci Sports Exerc.* 2013;45:109–115

377. Wen CP, et al. Minimum amount of physical activity for reduced mortality and extended life expectancy. *Lancet.* 2011;378:1244–1253

378. Swartz AM, et al. Energy expenditure of interruptions to sedentary behavior. *Int J Behav Nutr Phys Act.* 2011;8:69

379. Appel LJ, et al. A clinical trial of the effects of dietary patterns on blood pressure. *The New England journal of medicine.* 1997;336:1117–1124

380. Appel LJ, et al. Effects of protein, monounsaturated fat, and carbohydrate intake on blood pressure and serum lipids. *JAMA.* 2005;294:2455–2464

381. Whelton PK, et al. Sodium reduction and weight loss in the treatment of hypertension in older persons. *JAMA.* 1998;279:839–846

382. Ramlau–Hansen CH, et al. Semen quality according to prenatal coffee and present caffeine exposure. *Human reproduction.* 2008;23:2799–2805

383. Svartberg J, et al. The associations of age, lifestyle factors and chronic disease with testosterone in men. *European journal of endocrinology.* 2003;149:145–152

384. Paton CD, et al. Caffeinated chewing gum increases repeated sprint performance and augments increases in testosterone in competitive cyclists. *European journal of applied physiology.* 2010;110:1243–1250

385. Freedman ND, et al. Association of coffee drinking with total and cause–specific mortality. *The New England journal of medicine.* 2012;366:1891–1904

386. Nimptsch K, et al. Association between plasma 25–OH vitamin D and testosterone levels in men. *Clin Endocrinol.* 2012;77:106–112

387. Lee DM, et al. Association of hypogonadism with vitamin D status. *European journal of endocrinology.* 2012;166:77–85

388. Wehr E, et al. Association of vitamin D status with serum androgen levels in men. *Clin Endocrinol.* 2010;73:243–248

389. Volek JS, et al. Effects of a high–fat diet on postabsorptive and postprandial testosterone responses to a fat–rich meal. *Metabolism.* 2001;50:1351–1355

390. Jensen TK, et al. Caffeine intake and semen quality in a population of 2,554 young Danish men. *American journal of epidemiology.* 2010;171:883–891

391. Siepmann T, et al. Hypogonadism and erectile dysfunction associated with soy product consumption. *Nutrition.* 2011;27:859–862

392. Sacks FM, et al. Soy protein, isoflavones, and cardiovascular health. *Circulation.* 2006;113:1034–1044

393. Gardner–Thorpe D, et al. Dietary supplements of soya flour lower serum testosterone concentrations and improve markers of oxidative stress in men. *European journal of clinical nutrition.* 2003;57:100–106

394. Weber KS, et al. Dietary soy–phytoestrogens decrease testosterone levels and prostate weight without altering LH, prostate 5alpha–reductase or testicular steroidogenic acute regulatory peptide levels in adult male sprague–dawley rats. *The Journal of endocrinology.* 2001;170:591–599

395. Nagata C, et al. Inverse association of soy product intake with serum androgen and estrogen concentrations in japanese men. *Nutrition and cancer.* 2000;36:14–18

396. Adgent MA, et al. Early–life soy exposure and gender–role play behavior in children. *Environmental health perspectives.* 2011;119:1811–1816

397. Allen NE, et al. Soy milk intake in relation to serum sex hormone levels in british men. *Nutrition and cancer.* 2001;41:41–46

398. Hamilton–Reeves JM, et al. Clinical studies show no effects of soy protein or isoflavones on reproductive hormones in men. *Fertility and sterility.* 2010;94:997–1007

399. Maugh TH, Marihuana: Does it damage the brain? *Science.* 1974;185:775–776

400. Maugh TH, Marihuana: The grass may no longer be greener. *Science.* 1974;185:683–685

401. Kolodny RC, et al. Depression of plasma testosterone levels after chronic intensive marihuana use. *The New England journal of medicine.* 1974;290:872–874

402. Schaefer CF, et al. Normal plasma testosterone concentrations after marihuana smoking. *The New England journal of medicine.* 1975;292:867–868

403. Mendelson JH, et al. Plasma testosterone levels before, during and after chronic marihuana smoking. *The New England journal of medicine.* 1974;291:1051–1055

404. Mendelson JH, et al. Effects of heroin and methadone on plasma cortisol and testosterone. *J Pharmacol Exp Ther.* 1975;195:296–302

405. Mendelson JH, et al. Plasma testosterone levels in heroin addiction and during methadone maintenance. *J Pharmacol Exp Ther.* 1975;192:211–217

406. Azizi F, et al. Decreased serum testosterone concentration in male heroin and methadone addicts. *Steroids.* 1973;22:467–472

407. Mendelson JH, et al. Plasma testosterone levels during chronic heroin use and protracted astinence. *Clin Pharmacol Ther.* 1975;17:529–533

408. Ersche KD, et al. Cocaine dependence: A fast–track for brain ageing? *Molecular psychiatry.* 2012

409. Meier MH, et al. Persistent cannabis users show neuropsychological decline from childhood to midlife. *PNAS.* 2012;109:E2657–2664

410. Gordon GG, et al. Effect of alcohol administration on sex–hormone metabolism in normal men. *The New England journal of medicine.* 1976;295:793–797

411. Doring WK, et al. Persistent alterations of vasopressin and N–terminal proatrial natriuretic peptide plasma levels in long–term abstinent alcoholics. *Alcoholism, clinical and experimental research.* 2003;27:849–861

412. Halonen JI, et al. Living in proximity of a bar and risky alcohol behaviours. *Addiction.* 2013;108:320–328

413. Akdogan M, et al. Effects of peppermint teas on plasma testosterone, follicle–stimulating hormone, and luteinizing hormone levels and testicular tissue in rats. *Urology.* 2004;64:394–398

414. Andersen ML, et al. The association of testosterone, sleep, and sexual function in men and women. *Brain research.* 2011;1416:80–104

415. Nagai M, et al. Sleep duration as a risk factor for cardiovascular disease. *Current cardiology reviews.* 2010;6:54–61

416. Goh VH, et al. Sleep, sex steroid hormones, sexual activities, and aging in Asian men. *J Androl.* 2010;31:131–137

417. Axelsson J, et al. Effects of acutely displaced sleep on testosterone. *The Journal of clinical endocrinology and metabolism.* 2005;90:4530–4535

418. Penev PD. Association between sleep and morning testosterone levels in older men. *Sleep.* 2007;30:427–432

419. Cote KA, et al. Sleep deprivation lowers reactive aggression and testosterone in men. *Biological psychology.* 2013;92:249–256

420. Leproult R, et al. Effect of 1 week of sleep restriction on testosterone levels in young healthy men. *JAMA.* 2011;305:2173–2174

421. Gonzalez–Santos MR, et al. Sleep deprivation and adaptive hormonal responses of healthy men. *Archives of andrology.* 1989;22:203–207

422. Schmid SM, et al. Sleep timing may modulate the effect of sleep loss on testosterone. *Clin Endocrinol.* 2012;77:749–754

423. Roenneberg T, et al. A marker for the end of adolescence. *Current biology.* 2004;14:R1038–1039

424. Randler C, et al. Chronotype but not sleep length is related to salivary testosterone in young adult men. *Psychoneuroendocrinology.* 2012;37:1740–1744

425. Barrett–Connor E, et al. The association of testosterone levels with overall sleep quality, sleep architecture, and sleep–disordered breathing. *The Journal of clinical endocrinology and metabolism.* 2008;93:2602–2609

426. Liu PY, et al. The short–term effects of high–dose testosterone on sleep, breathing, and function in older men. *The Journal of clinical endocrinology and metabolism.* 2003;88:3605–3613

427. Smith SM, et al. Long–duration space flight and bed rest effects on testosterone and other steroids. *The Journal of clinical endocrinology and metabolism.* 2012;97:270–278

428. Esposito K, et al. Effect of lifestyle changes on erectile dysfunction in obese men. *JAMA.* 2004;291:2978–2984

429. Travison TG, et al. The relative contributions of aging, health, and lifestyle factors to serum testosterone decline in men. *The Journal of clinical endocrinology and metabolism.* 2007;92:549–555

430. Mohr BA, et al. Normal, bound and nonbound testosterone levels in normally ageing men. *Clin Endocrinol.* 2005;62:64–73

431. Akesson A, et al. Combined effect of low–risk dietary and lifestyle behaviors in primary prevention of myocardial infarction in women. *Archives of internal medicine.* 2007;167:2122–2127

432. Mozaffarian D, et al. Lifestyle risk factors and new–onset diabetes mellitus in older adults. *Archives of internal medicine.* 2009;169:798–807

433. Mozaffarian D, et al. Lifestyles of older adults: Can we influence cardiovascular risk in older adults? *The American journal of geriatric cardiology.* 2004;13:153–160

434. Haveman–Nies A, et al. Dietary quality and lifestyle factors in relation to 10–year mortality in older Europeans. *American journal of epidemiology.* 2002;156:962–968

435. Knoops KT, et al. Mediterranean diet, lifestyle factors, and 10–year mortality in elderly European men and women. *JAMA.* 2004;292:1433–1439

436. Robertson RM, et al. Can a Mediterranean–style diet reduce heart disease? *Circulation.* 2001;103:1821–1822

437. Kris–Etherton P, et al. AHA science advisory: Lyon diet heart study. *Circulation.* 2001;103:1823–1825

438. Trichopoulou A, et al. Modified Mediterranean diet and survival after myocardial infarction. *European journal of epidemiology.* 2007;22:871–881

439. Iestra J, et al. Lifestyle, Mediterranean diet and survival in European post–myocardial infarction patients. *Eur J Cardiovasc Prev Rehabil.* 2006;13:894–900

440. Katz DL. Life and death, knowledge and power: Why knowing what matters is not what's the matter. *Archives of internal medicine.* 2009;169:1362–1363

441. McGinnis JM, et al. Actual causes of death in the United States. *JAMA.* 1993;270:2207–2212

442. Mokdad AH, et al. Actual causes of death in the United States, 2000. *JAMA.* 2004;291:1238–1245

443. United Nations. World population prospects. 2012

444. United Nations. World population prospects. 2004

445. Luy M. Causes of male excess mortality: Insights from cloistered populations. *Population and Development Review.* 2003;29:647–676

446. Leviatan U, et al. Gender differences in life expectancy among kibbutz members. *Social science & medicine.* 1985;21:545–551

447. Harman D. Aging: Phenomena and theories. *Annals of the New York Academy of Sciences.* 1998;854:1–7

448. Murabito JM, et al. The search for longevity and healthy aging genes: Insights from epidemiological studies and samples of long–lived individuals. *The journals of gerontology.* 2012;67:470–479

449. Walter S, et al. Genetic, physiological, and lifestyle predictors of mortality in the general population. *American journal of public health.* 2012;102:e3–10

450. Rossouw JE, et al. Risks and benefits of estrogen plus progestin in healthy postmenopausal women. *JAMA.* 2002;288:321–333

451. Anderson GL, et al. Effects of conjugated equine estrogen in postmenopausal women with hysterectomy. *JAMA.* 2004;291:1701–1712

452. Cook NL, et al. Why do we need a trial on the effects of testosterone therapy in older men? *Clinical pharmacology and therapeutics.* 2011;89:29–31

453. Hogervorst E, et al. Hormone replacement therapy for cognitive function in postmenopausal women. *Cochrane database of systematic reviews.* 2002:CD003122

454. Christensen K, et al. Ageing populations: The challenges ahead. *Lancet.* 2009;374:1196–1208

455. Oeppen J, et al. Demography. Broken limits to life expectancy. *Science*. 2002;296:1029–1031

456. Olshansky SJ, et al. Demography. Prospects for human longevity. *Science*. 2001;291:1491–1492

457. Stone AA, et al. A snapshot of the age distribution of psychological well–being in the United States. *PNAS*. 2010;107:9985–9990

458. Mykletun A, et al. Assessment of male sexual function by the brief sexual function inventory. *BJU international*. 2006;97:316–323

459. Lacey P, et al. Hope I die before I get old: Mispredicting happiness across the adult lifespan. *Journal of Happiness Studies*. 2006;7:167–182

460. Kotter–Gruhn D, et al. Self–perceptions of aging predict mortality and change with approaching death. *Psychology and aging*. 2009;24:654–667

461. Gerstorf D, et al. Life satisfaction shows terminal decline in old age. *Developmental psychology*. 2008;44:1148–1159

462. Gerstorf D, et al. Decline in life satisfaction in old age: Longitudinal evidence for links to distance–to–death. *Psychology and aging*. 2008;23:154–168

463. Medvec VH, et al. When less is more: Counterfactual thinking and satisfaction among olympic medalists. *Journal of personality and social psychology*. 1995;69:603–610

464. Vaillant GE, et al. Successful aging. *The American journal of psychiatry*. 2001;158:839–847

465. Mansdotter A, et al. How do masculinity, paternity leave, and mortality associate? *Social science & medicine*. 2010;71:576–583

466. Perissinotto CM, et al. Loneliness in older persons. *Archives of internal medicine*. 2012:1–7

467. Hollstein W. *Was vom Manne übrig blieb. Krise und Zukunft des starken Geschlechts*. Aufbau Verlag GmbH; 2008.

468. Rosin H. *The end of men: And the rise of women*. Riverhead; 2012

469. Kucklick C. Das verteufelte Geschlecht. *Die ZEIT*. 2012

470. Horx M. Die Finanzkrise ist auch eine Testosteronkrise. *Süddeutsche Zeitung*. 05.10.2009

471. Kucklick C. *Das unmoralische Geschlecht: Zur Genese der negativen Andrologie*. Suhrkamp Verlag; 2008

472. Moser A. *Kampfzone Geschlechterwissen. Kritische Analyse populärwissenschaftlicher Konzepte von Männlichkeit und Weiblichkeit.* VS Verlag für Sozialwissenschaften; 2010

473. Del Giudice M, et al. The distance between Mars and Venus: Measuring global sex differences in personality. *PloS one.* 2012;7:e29265

474. Weisberg YJ, et al. Gender differences in personality across the ten aspects of the big five. *Frontiers in psychology.* 2011;2:178

475. Fine C. *Die Geschlechterlüge.* Klett–Cotta; 2012

476. Baumeister RF. *Wozu sind Männer eigentlich überhaupt noch gut?* Huber Verlag; 2012

477. Bönt R. *Das entehrte Geschlecht.* Pantheon Verlag; 2012

Danksagung

Die Idee, die Forschungsergebnisse rund um meine Habilitation in einem populärwissenschaftlichen Sachbuch zu versammeln, entstand an einem lauen Spätsommerabend 2010 auf dem Harvard Campus in Boston, Cambridge. Ausgangspunkt war der Kontakt mit einem mir bis dato unbekannten Typ Wissenschaftler: dem öffentlichen Wissenschaftler. Während meiner Zeit als Post-Doktorand in Boston habe ich gelernt, dass die sogenannte Wissensgesellschaft überall dort endet, wo sie sich nicht erklärt. Dass zur Produktion wissenschaftlicher Erkenntnisse auch deren Vermittlung gehört, dieses Selbstverständnis versuche ich seit meiner Rückkehr nach Deutschland mit Leben zu füllen. Nun, fast fünf Jahre später, halten Sie dieses Buch in den Händen. Dafür möchte ich mich bei zwei Menschen ganz besonders bedanken.

Prof. Dr. Henri Wallaschofski verdanke ich die fachliche Unterstützung und menschliche Begleitung meiner gesamten akademischen Laufbahn, von der ersten Publikation und dem ersten Kongressvortrag, über die erfolgreiche Promotion und Habilitation, bis hin zur Erstberufung als Professor im Alter von 32 Jahren. Mit der Gabelung dieses gemeinsamen Weges wendet sich der Blick zurück, auf eine ganz wertvolle Zeit. Das Ausmaß des entgegengebrachten Vertrauens, der geteilten Freude und der gegenseitigen Wertschätzung lässt sich nur schwer überschätzen.

Meinem Agenten Klaas Jarchow bin ich dankbar, dass er lange vor mir an meine Rolle als Autor geglaubt hat. Nach der Fertigstellung der Rohfassung dieses Manuskripts bin ich mit Herrn Jarchow auf einen interessierten Zuhörer gestoßen, der auf die Beschwerlichkeit des Anfangs und meine Ungeduld stets mit gelassener Kompetenz zu antworten wusste. Damit war dieses Buch nicht nur der Beginn einer sehr erfolgreichen Zusammenarbeit, sondern auch der Beweis, dass Schreiben erstmal nicht schön ist. Schön ist es, geschrieben zu haben.